想健康就要素

洪心瑜◎編著

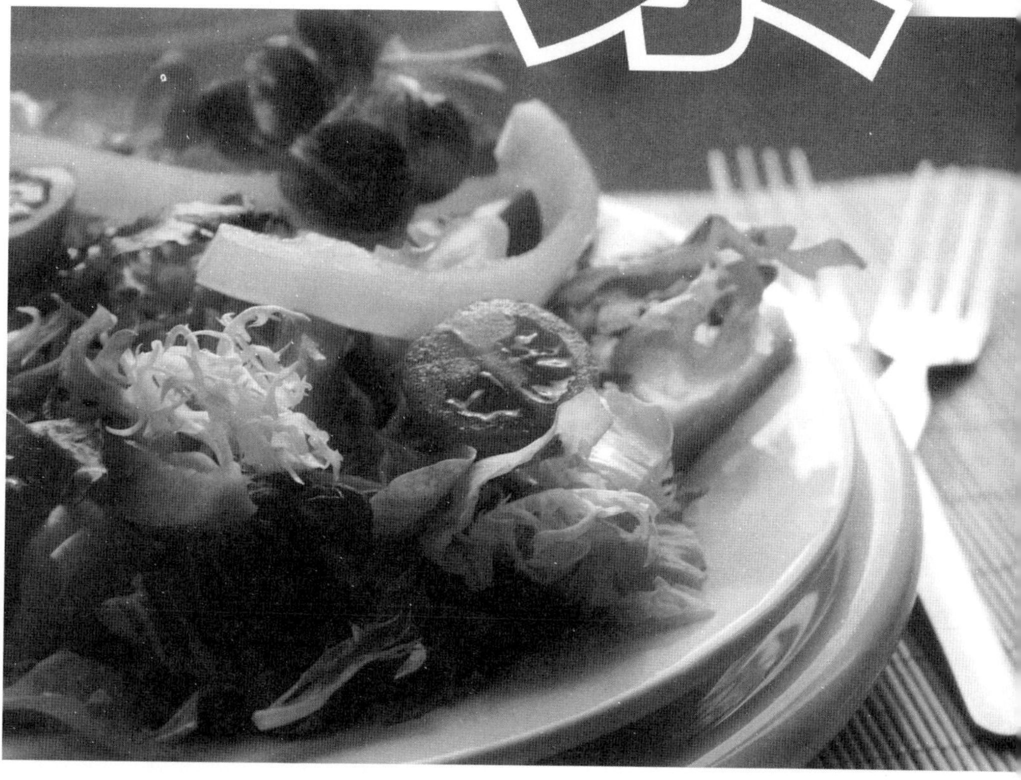

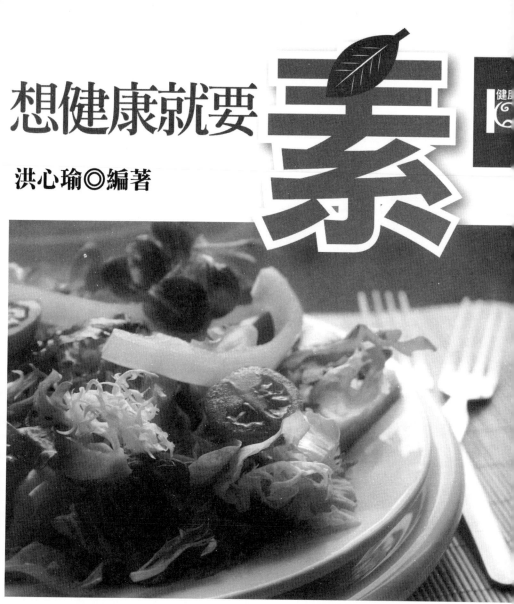

原書名：這樣吃素可以更健康

序

新素食健康時代來臨了

所謂的素食主義，不僅思想多歧，就連方法也大異其趣，所以根本不能一概而論。有些人認為牛奶與雞蛋可以攝食，但亦有人以論日子，或者論種類的方式來攝食魚肉。情況所以會演變成如此，可能是素食主義的成立過程，依國家、地域，以及時代而有所不同的緣故吧！

在歐洲方面，遠在希臘、羅馬時代，醫學界人士就在爭論肉食及素食的是非，更有許多人基於宗教立場，對殺戮動物的行為大表異議。

亞洲人是農耕民族，一向以植物性食物為中心，經營著日常的食生活。又有不少人基於佛教戒殺的立場，有意的避開動物性食品，甚至鼓勵大家都吃素。

歐風東漸之後，肉食跟著大行其道，也同時帶來了歐式的素食主義，導致素食多樣化起來，當然也更趨於複雜。

最近由於加工食品泛濫成災，人們在反省之餘，不知不覺的培養了自然食的志向，其中不乏與素食有關聯的例子。

本書並非徹底的鼓吹素食主義，而是以最大的限度來強調素食效用。我們並沒有說，只要吃素就可以維持健康。我們甚至表示：只吃蔬菜，卻完全不吃動物性食品（牛乳、蛋、乳酪、養樂多等），是對健康有損的一件事情。

因此，這一本書最適合下述三種典型的人閱讀：

第一，每天只吃蔬菜，或者挑選幾種所謂自然、未經加工的食物，而對其他食品的效用一概輕視，或者嗤之以鼻的人。

第二，爲減肥不擇手段，只一味吃蔬菜、沙拉等，以致喪失營養均衡的人，亦可以參考本書的素食法。

第三，厭惡蔬菜，或者在習慣上很少吃蔬菜的人，抑或在早、午、晚三餐中，只有一餐攝取蔬菜的人，也不妨閱讀本書。

蔬菜不足，就會引起身體的不調和，以致各種疾病相繼到來。更進一步，則容易罹患高血壓、動脈血管硬化，以及糖尿病等病症。所以，即使說蔬菜的攝取能左右一個人的壽命，也不算是危言聳聽的事。那些幾乎不吃蔬菜的人，他們身體的營養狀態必定已經失去平衡。

在本書中，除了敘述蔬菜的效用外，還補充了不少資料，以期讀者能夠注意到整體的飲食生活，並保持營養狀態的均衡。如果這一本書有助於增進眾人健康，則是筆者最大的願望。

目錄

第三章　應該吃什麼蔬菜及水果呢？

第四章　如此烹調，蔬菜就會變得可口

【第一章】

不吃蔬果就無法長壽

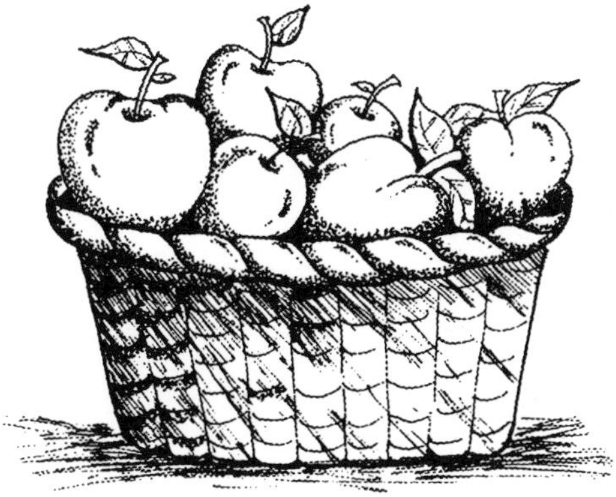

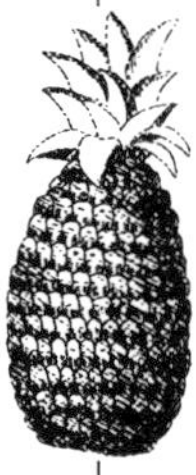

不吃蔬果將難以抵抗疾病

日本有句俗話說：「橘子成熟之時，醫生的臉色就會發青。」這意味著橘子含有很多維他命C，所以多吃橘子的人就不大會罹患疾病，當然，醫生也就會因此而感到緊張了。

人體內無法製造維他命C

對人體健康來說，維他命C的確是一種很重要的營養素。爲了保持維他命C充足，必須大量攝取蔬菜及水果。關於這一點，相信大家都知道。

比起其他的動物來，人類比較無法忍受維他命C的不足。這是因爲大多數動物能夠在體內製造維他命C的緣故。所以當貓兒感覺到維他命C不足之時，牠絕對不會偷吃餐桌上面的生菜，而狗兒也不至於啣走菜攤上的紅蘿蔔。

然而，人類由於缺乏一種製造維他命C不可缺乏的酵素，所以根本不能在體內自製維他命C。在這種情形之下，人類所以能夠生存，乃是一直攝食含有維他命C的食物之故。如果沒有蔬菜及水果的話，人類將引起壞血病而無法生存。

除了人類以外，像山鼠及猴子等也不能在體內製造維他命C。或許，在遙遠的先祖時代，這些動物都與人一般，喪失了製造維他命C的能力。

維他命C爲何能成爲對抗疾病感染的力量呢？截至目前爲止，專家們還不甚明瞭。一個最確實的說法是——維他命絕大多數集結於副腎。所謂的副腎，就是能夠產生對抗緊張的副腎皮質荷爾蒙。所以，維他命C與副腎有著深切的關係。

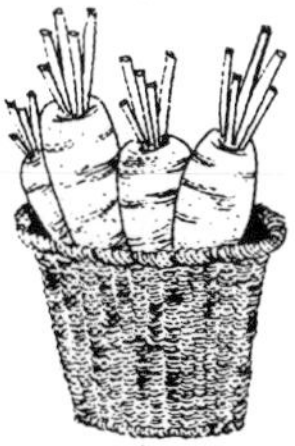

維他命C能增強血管壁

維他命C的所有效用中，最受中年以上男女所關心者，莫過於它能夠增強血管壁的作用了。

欲測定血壓時，胸部必須施加壓力，有些人在這麼做之後，肘部以下會產生很多的紫色小斑點。這就是血管壁轉弱的證據。換言之，當血液運行受到阻礙時，壓力將使血管破裂，以致血液流出，而產生斑點。

尤其是缺乏維他命C時，這種狀態會更爲明顯。如果情形更糟的話，即使不施加壓力，亦會到處引起出血，變成所謂壞血病特有的狀態，甚至引起牙齦出血。一些缺少維他命C的人，有時連骨端也會出血，腫脹起來，就連牙齒也會全部動搖。

對於這種出血，以及骨痛傷處的治療，維他命C最能夠發揮功效。因爲，維他命C乃是合成連接細胞間物質所必要的東西。

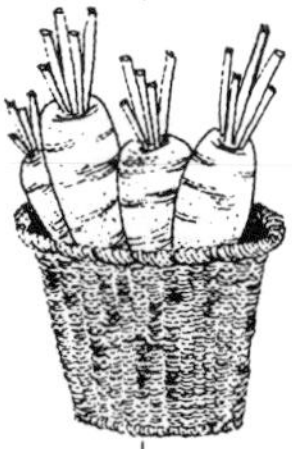

牙齒與骨骼也需要維他命C

微血管有排列成井然有序的細胞彼此黏合著，如果做爲接著劑的物質減少，則只要內壓稍微增高，就會輕易的穿洞開孔，有如使用已久的橡皮管一般。

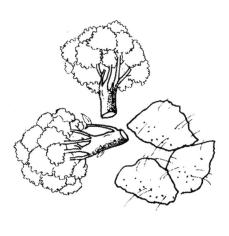

傷處治癒之後，肌肉就會隆高起來。到了這時，人體也會分泌出等於接著劑的物質，以便使傷口早日癒合。

對於骨骼以及牙齒來說，亦有類似的功能。由於細胞能夠分泌類似骨膠的東西，所以鈣質才能夠對於骨骼及牙齒有所幫助。如果在成長期間缺乏維他命C，則

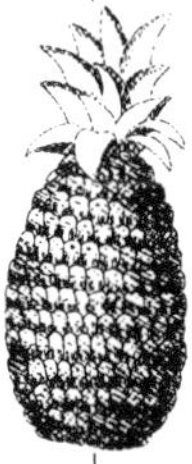

骨骼及牙齒的發育也會變壞。甚至連業已長出來的牙齒也會動搖起來呢！

　　這種接著劑，乃是由所謂科拉源的蛋白質所形成，而欲製造這種蛋白質的話，則必須有一種特殊的氨基酸，至於要製造此種氨基酸，則非有維他命C不可。

蔬菜及水果能夠預防動脈硬化

蘋果能夠預防高血壓嗎？

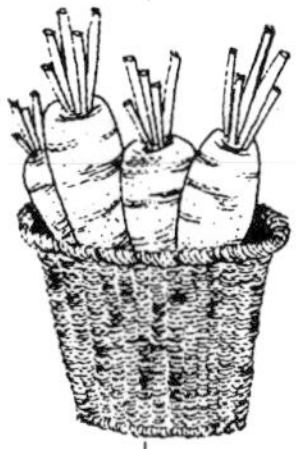

在好幾年以前，有盛傳吃蘋果就不會罹患高血壓的說法。某大學的研究者在做了有關高血壓的調查之後透露，每天吃相當量蘋果的人，很少有人罹患高血壓，即使有罹患，也僅止於輕症。

這一則消息傳開以後，很多人都興奮地說：「那麼，我也來吃蘋果試試看……」於是，不少人因爲吃過頭而發胖。據說，一個蘋果約含有一百卡洛里的熱量（等於二、四大匙的砂糖）。

不過，蘋果也含有少許的維他命C，還有鉀。鉀具有利尿作用，而且可以防止食鹽（成爲高血壓的一種原因）的積存。

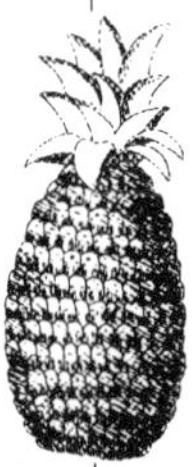

鉀並非蘋果特有的成分，但如果吃蘋果確實能夠減輕或免去高血壓的話，那麼，那些常吃蘋果的人，想必比一般人吃更多的蔬菜，以藉此攝取大量的維他命C及鉀。換句話說，並非蘋果對高血壓有好處，而是維他命C與鉀才有幫助。

所以，不管吃蔬菜或草莓，效果並沒有什麼差異。如果以維他命C的補給源來說，蘋果是頗爲貧乏的。同時，馬鈴薯、菠菜、紅蘿蔔，以及洋白菜等的鉀含量，也遠比蘋果來得多。

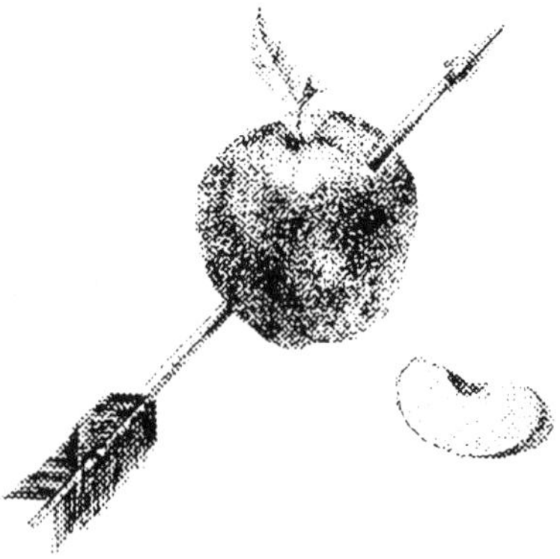

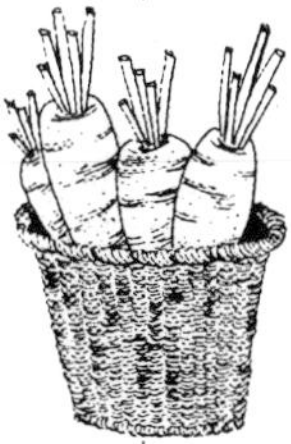

維他命C能夠減少膽固醇

維他命C確實能夠預防動脈硬化，雖非直接性的，但仍有預防高血壓的作用。

只要多攝取維他命C，就能夠使膽固醇不易積存於血液以及動脈壁裡面，當然也就能夠預防動脈硬化了。

這乃是所謂「阿斯考賓酸—2—硫酸」（維他命C的化合物）起了作用的緣故。這種化合物，除了具有維他命的作用之外，還具有另外一種作用，那就是——把動脈壁及血液中的膽固醇改變成容易被排泄的形狀。

一個人每天需要多少維他命C？

一個人每天只要攝取十公絲（最低程度）的維他命C，就不至於罹患壞血

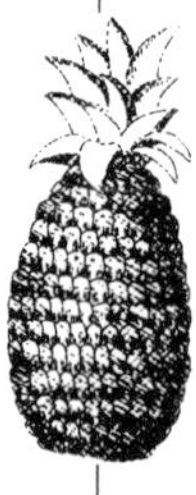

一個人每天只要攝取十公絲（最低程度）的維他命C，就不至於罹患壞血病。不過，只攝取這些量的話，皮膚將變粗糙，所以說，這並非充足的攝取量。

爲了維持健康起見，必須在體內充分的貯藏維他命C，使多餘之量隨尿液排泄到體外，或者使血液呈再也不能容納維他命C的狀態。爲了達到這個目的，一個人每天必須攝取六十公絲以上的維他命C。

人體裡的維他命C貯藏量是有一定數值的。太多的維他命C，只有浪費一途。而且，如果每天攝取五公克以上的話，將帶來災害。

一個橘子中（一百公克重）約含有五十公絲的維他命C，一個馬鈴薯中（一百五十公克）則含有二十二公絲的維他命C。

吃蔬菜亦可獲得維他命A

綠黃色蔬菜的重要性

相信很多人在孩童時代，有吃魚肝油的經驗。魚肝油是理想的維他命A補給源，最適合孩童們吃，何況，亞洲人的維他命A總攝取有不足的傾向。

一提起維他命A，很多人就會想起豬的肝臟、牛油以及蛋黃等食物，而這些東西，正是亞洲人不見得每天都能夠吃到的。

往昔的人，很多人罹患所謂的「夜盲症」，一到了夜晚，視力就會顯著減退，同時，皮膚也顯得粗而乾燥，毛孔變黑，這些都是維他命A攝取不足所使然。

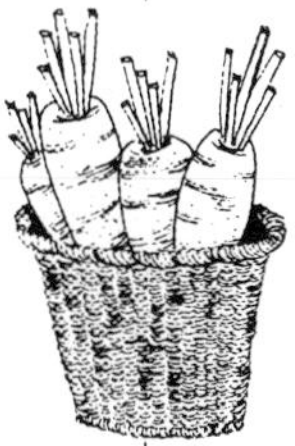

如果症狀稍輕，是消化管以及喉嚨等黏膜機能會變弱，以致很容易罹患傷

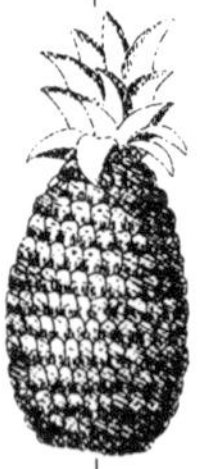

風感冒，雖然還沒有到「夜盲症」的地步，然而，夜晚到了黑暗處，或者猛然地被光線照射到時，眼前立刻會發黑，看不見任何東西。如果在夜晚駕車的話，則很可能會發生車禍。

如果維他命A只含前述那些食品的話，則亞洲人可能會陷入致命的維他命A缺乏症。所幸，菠菜、紅蘿蔔、青椒、南瓜等濃色的「綠黃蔬菜」所含有的葉紅素，到了人體內就會被當成維他命A利用。

雖然同樣是蔬菜，然而在成分上來說，綠黃蔬菜與淡色蔬菜（白菜與高麗菜）之間有著很大的不同，一般的亞洲人往往依靠綠黃色蔬菜補充維他命A。這件事情很重要，請大家牢牢的記住。

兩人之中就有一個人的維他命A攝取不足

第二次大戰末期到戰後的幾年，台灣、日本等地方經過史無前例的糧食缺

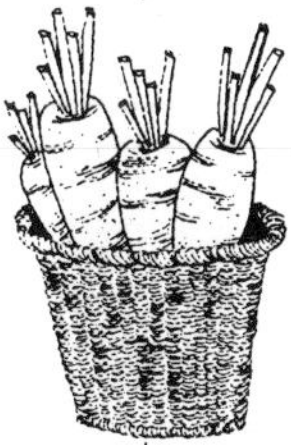

乏危機，然而爲時不久，糧食生產便逐漸增加，輸入也跟著增加，每一個人的糧食攝取量也直線上升。

尤其是隨著糧食的日益豐富，綠黃蔬菜及地瓜、芋頭的攝取量也隨之增加。在一九四七年左右，每人一天約攝取一百五十公克以上的綠黃色蔬菜，然而到了一九七〇年卻減少到只有四十八・八公克左右。

這無非顯示，因爲戰時到戰後的食糧不足，當時的人只好多吃一些地瓜、芋頭，以及南瓜之類的食物。換句話說，在糧食發生危機的時代裡，由於有綠黃蔬菜、南瓜及芋頭、地瓜等，當時的人才能夠渡過難關。如果當時沒有自給的綠黃蔬菜的話，當時的人可能會餓得更慘了。

含有葉紅素的綠黃色蔬菜，以及高卡洛里的地瓜等，被當時的人當成救急的食品利用，創下了輝煌的效果。

戰後經過了十多年之後，也就是糧食問題被改善以後，人們卻開始從牛油

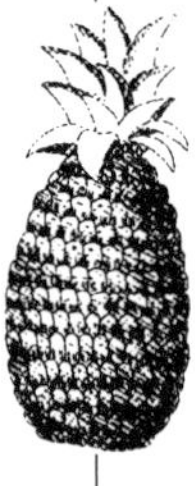

及蛋黃方面來攝取維他命Ａ。不過，全盤地來看，只有少數人能夠從動物性食品中獲得充足的維他命Ａ。

相對的，綠黃色蔬菜的攝取量也減少到戰後不久的三分之一。換句話說，維他命Ａ供給源的食品銳減了。

亞洲人的平均維他命需要量爲兩千國際單位，實際上卻只攝取一半到四分之三之間。換句話說，兩個人中就有一個人只攝取所需要量的一半。

當然啦，維他命Ａ也可以從動物性食品攝取（例如：蛋黃、牛奶、乳酪等），不過，由於亞洲人一向從綠黃蔬菜中攝取維他命Ａ，而且，這種蔬菜是每天非吃不可，所以，還是從綠黃蔬菜中攝取比較好。

蔬菜的纖維能夠預防便秘、肥胖，以及膽固醇

纖維是不能短缺的東西

所謂的纖維也者，狹義是指纖維素。除此之外，像蔬菜、水果、芋頭、海藻、香菇等，亦包含有很多人類所無法消化吸收的纖維。以纖維素爲首，其他的纖維都是葡萄糖等集結而形成的東西（多醣類），然而，跟同樣多醣類的澱粉比較起來，由於葡萄糖等的結合方式不同，所以不能以人類所持有的消化酵素把它分解。

因此，這些纖維會通過消化管而被排泄掉，當然也就不能營養人體了。

然而，飼養老鼠時，與其用營養素攪拌飼料，不如用纖維去攪拌，如此，老鼠將長得比較迅速。

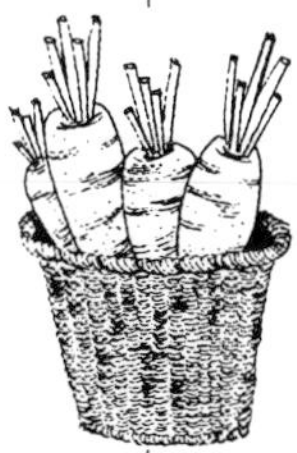

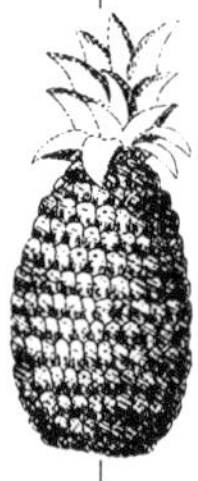

不僅如此，到了最近專家才明白，那些沒有營養價值的纖維成分，實際上卻具有良好的作用。

長久以來，人們就知道纖維能夠防止便秘。例如——因運動不足所引起的便秘，餐食少所引起的弛緩性便秘，也就是說，大腸的功能鈍化所引起的便秘等，只要吃含纖維多的食物刺激腸部，就能夠使排便轉爲良好。

又如，很像纖維的海帶、海藻等多醣質食物，亦能夠使糞便柔軟，當然，也可以改善便秘症。

除此以外，纖維與腸內細菌亦有關係。換句話說，如果沒有適當的纖維，腸內的各種細菌就無法保持正常的比率，人體的健康將受到影響。

如此看來，我們就不難知道，消化吸收良好，且營養良好的餐食，不一定對人體有益處。

當然啦，在接受胃腸的開刀以後，必須盡量減少腸部的內容物。至少在一定期間之內，必須限制食物的攝取量。假如是健康而無疾病的話，最好攝取含有適量纖維質的食物，如此對身體比較有益處。

纖維也能降低膽固醇

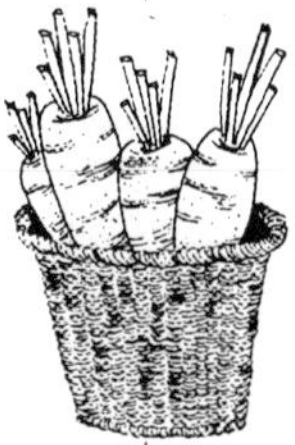

據說，纖維也有降低膽固醇的作用。由於攝食了纖維之後，腸部內容物的容積會增加，膽汁酸（膽汁中的成分，以腸內的膽汁、食物中的膽固醇等製成）的吸收就會受到妨礙，於是膽固醇及膽汁酸也就會陸續的被排出來。只要膽汁酸一減少，爲補充起見，體內的膽固醇就會變成膽汁酸，體內的膽固醇當然也就會逐漸的減少了。

換言之，纖維能夠阻礙膽固醇的吸收，並促進其排泄，使體內的膽固醇減少。比起所謂纖維素的純粹纖維素來，植物所含有的纖維比較強力而有效。

又如：香菇等一般的菇類、海藻，以及水果中所含有的多醣類（無法被吸

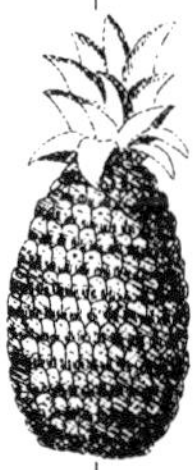

收）亦具有這種作用。

纖維也能夠預防肥胖

纖維質最令人注目的效果是，儘管不含卡洛里，然而，食物的容積亦會增大。肥胖的人一向有吃得多的習慣，因此，一旦採取了低卡洛里飲食之後，很多肥胖的人會不斷的訴說肚子餓。總之，胃袋不裝滿的話，他們是不會安心的。

所以，他們往往會破禁，吃起糕餅之類的食物，這麼一來，所謂的低卡洛里飲食根本就失去了意義。既然非吃到胃袋不滿不肯罷休，那麼，不妨去吃低卡洛里的蔬菜、甜味少的水果、海藻，以及松茸之類，這樣的話，即使吃很多，也不至於發胖。

換句話說，蔬菜能夠預防及治療肥胖。

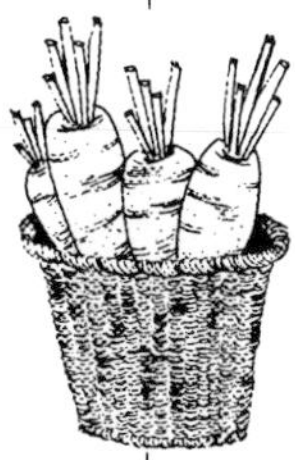

據專家調查結果，肥胖的人總是比較少吃蔬菜。在往昔少吃肉及脂肪的時代裡，即使經濟上比較寬裕的人也顯得比較瘦削。

如此看來，纖維儘管沒有任何的營養，卻能夠：(1)預防便秘，(2)降低膽固醇，(3)預防發胖，以及(4)保持腸內細菌健全等等，可說具有多方面的好處。食物的成分，並不一定都要被人體所吸收利用，方才有用處，就算是食物所含有的不消化物，也對人體有極大的用處。

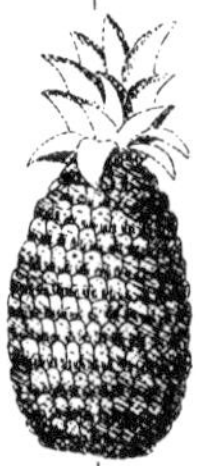

蔬菜是「減肥美容食」的名配角

沙拉是理想的美容食

最近，沙拉頗受到年輕女性們歡迎，由於沙拉的種類很多，色彩艷麗奪目，使得那些久坐辦公室的女性們，寧願捨棄午飯，而以它來塡飽肚子。

尤其是擔心過胖的年輕女性，對著這些琳瑯滿目，又加添可口調味料的蔬菜、水果，總是讚不絕口，因爲她們可以大飽口福，卻不必擔心體態變肥胖。

多數的蔬菜屬於低卡洛里，即使裝了滿滿一大盤，再淋上一些沙拉醬，也不過五十左右的卡洛里而已，一般人縱然大吃特吃也不至於肥胖。

而且，生蔬菜的體積很大，很適合節食中的人，所含的維他命C及A都很豐富，又能夠預防便秘、美化皮膚，當然可以說是很理想的美容食了。

良好蛋白質是美容食的主角

不過，本書的讀者必須切記下列一件事。那就是——蔬菜雖然是頗受青睞的美容食，但是，它只屬於「配角」地位，絕對不是「主角」。

換句話說，如果單靠蔬菜減肥，將引起蛋白質不足，身材窈窕則窈窕矣，然而，勢將有如絕食一般，因營養失調而倒下。如果是女性的話，還會招致貧血症或者生理不順。

關於這一點，我們將在第二章詳細討論。總之，良好的蛋白質食品或是減肥的主角，蔬菜只能夠以配角的身分活躍而已。俗語說得好「牡丹還要綠葉襯」。不管是什麼戲劇，只要配角出色，主角也會叫人刮目相看。雖然始終貫徹於配角的地位，但是蔬菜的價值絕不會因此而下降。

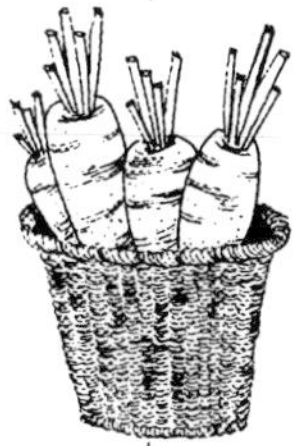

【第二章】

新素食强身法

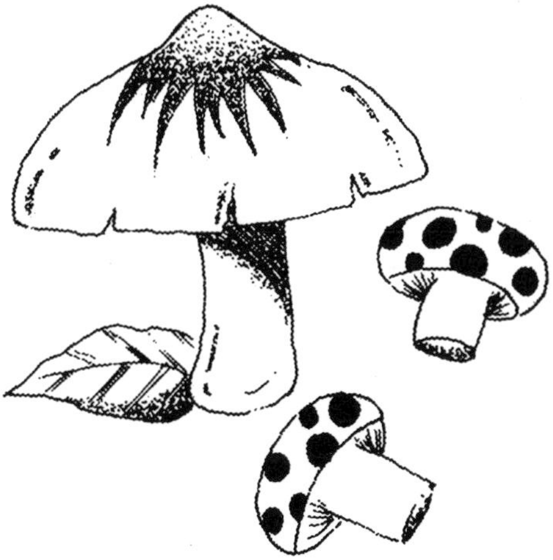

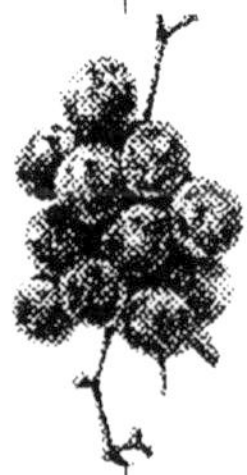

把「淡色」與「綠黃色」蔬菜分開來吃

所謂的綠黃蔬菜是什麼蔬菜？

雖然同樣是蔬菜，但是每一種蔬菜的成分不同。最重要的事情是：必須把維他命A來源的綠黃色蔬菜與其他的蔬菜分開來，同時，必須平衡的攝取這兩種蔬菜。

所謂的綠黃色蔬菜，乃是指一百公克的可食部分，含有葉紅素一千國際單位的蔬菜，葉紅素到了人體內部可發揮維他命A的效力，然而，由於蔬菜類的葉紅素比較難以吸收之故，只能夠發揮三分之一的維他命效力而已。

例如：一百公克青椒含有一千國際單位的葉紅素，但卻只能夠發揮出三百三十國際單位的力量而已。一百公克的青椒會有葉紅素一千國際單位，當然可稱之爲綠黃色蔬菜。關於綠黃蔬菜的詳細介紹，請參考下一章。

一個人每天必須攝取三百公克的蔬菜，而其中的四分之一（即七十五公克）必須屬於綠黃色蔬菜。

吃時，不妨利用蔬菜的特性

含葉紅素不足一千國際單位的蔬菜，都稱之爲淡色蔬菜。所以說，把這兩種蔬菜分開來之後，淡色蔬菜總要佔絕大多數。因此，我們必須努力去吃綠黃色蔬菜。

不過，你千萬要弄清楚，所謂的「綠黃色」與「淡色」，只是以含葉紅素的多寡來區分而已，並非以外觀的顏色來區分的，像蕃茄等，就是屬於淡色蔬菜。

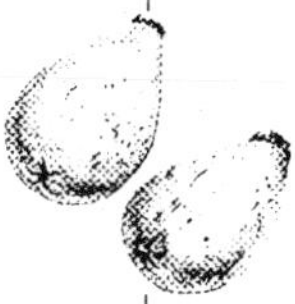

同時，多數的淡色蔬菜亦含有葉紅素，而綠黃色蔬菜也不見得只含有維他

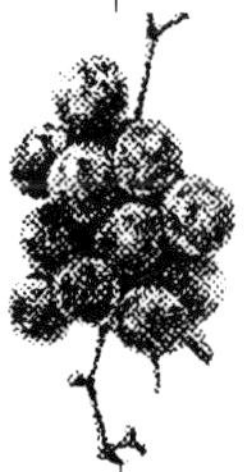

命A。

綠黃色蔬菜不僅含有維他命C，亦含有維他命B_1與B_2，比起淡色蔬菜等，更具有鹼性食品的性質。又如葉菜類含有蛋白質，當然也具有纖維的效果。

成爲綠黃蔬菜中心的葉紅素，具有較強的耐熱力，不管任何的烹調法都不會失去。當然啦，像青椒、芹菜，以及生菜，即使生吃也非常可口。

淡色蔬菜含有維他命C以及纖維，維他命C是一種不耐熱的營養素。淡色蔬菜中的生菜、黃瓜、蕃茄等，生吃起來風味俱佳，不妨把它們當成沙拉食用。除了生吃之外，尚有很多種可口的烹調法，即使加熱，營養價值也不會失去太多。

蔬菜具有「鹼性」的真正意義

鹼性的分辨法

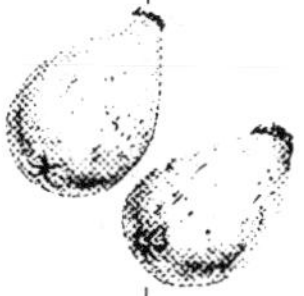

在二次世界大戰進行得如火如荼的時期，即使市區的居民也種植蔬菜。那時的人把雜草燒成灰，然後，再把它們撒於菜園裡面，恰有如使用鉀肥一般。或者取用上面的澄灰水洗衣服，替代洗衣用的肥皂，甚至使用它來洗淨食物中的澀液。

這種灰，就是植物燃燒之後所留下來的鹼性灰燼，也含有鉀。

欲判斷食品是鹼性或者是酸性的話，必須待食品在體內燃燒以後，也就是要看最後完成酸化的狀態之時，是屬於酸性或者是鹼性，換言之，乃是以「灰」爲問題。所以儘管你去品嚐食品是否酸味十足，或者使用litmus紙（用來調查鹼性或酸性的試紙）去調查顏色的變化，也不能有助於判斷。

欲判斷食品是酸性或者鹼性的話，必須把食物燃燒（注意，不要使煙及含有物失掉），然後，分析殘留下來的灰分。這麼一調查之後，我們就不難知道，幾乎所有的植物都屬於鹼性（穀物及種子例外），而動物性食品方面，除了牛奶以外，幾乎全部屬於酸性。

換言之，植物性食品有如鹼性金屬（鈉、鉀），以及鹼性土金屬（鈣、鎂）一般，一經燃燒之後（就是酸化），總會顯示出鹼性，而動物性食品則有如硫黃及磷一般，一經燃燒後，就會顯示出酸性。

人體不會簡單的傾向酸性

最近，人們對食品的酸鹼性表示異常的關心。由於人類的體質爲弱鹼性，於是人們就認爲：非多吃一些鹼性食物不可。其實這種說法，到目前爲止仍沒有確切的證據。

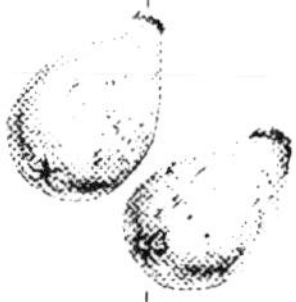

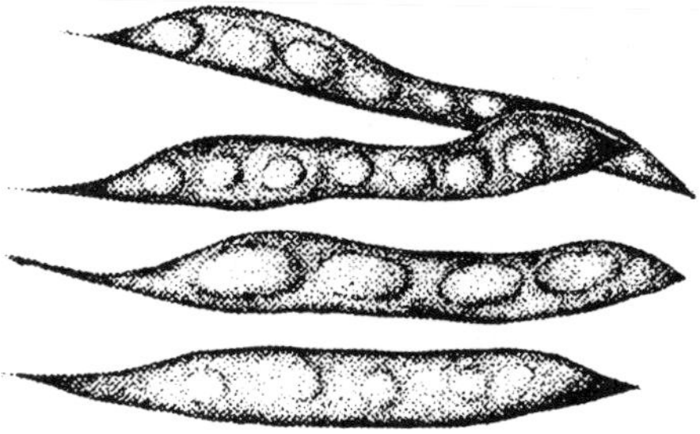

因爲人體有很好的調節能力，即使多吃了一些酸性食品，血液也不至於很快就轉變爲酸性。那是因爲，當酸鹼的平衡喪失之時，酸性的物質會隨著尿液被排泄到體外，而腎臟又會製造鹼性的阿摩尼亞，以中和過度的酸。或者使鹼性的鈉及鉀不至於隨尿液被排泄掉等等，使偏食不至於立刻影響到血液。

話雖如此，體內還是會產生相當強烈的酸性物質。例如吃進去的食物變成能源的途中所產生的種種物質，原本屬於酸性，而在舉行了激烈的運動後，乳酸往往會增加。

就像罹患糖尿病及飢餓之時，所產生的acetome體，只要大量積存於人體裡面，也會變成有害的「酸」。

這些酸比酸性食品所含有的酸強烈好多倍。然而，身體卻能夠爲我們妥善的處理。所以說，吃了一些酸性食品也不必太神經過敏。

雖然如此，還是必須攝取鹼性食品的理由

我們所以必須攝取鹼性食品，乃是基於以下的理由：

(1)有如前述，身體會不斷的產生酸性物質，爲了中和起見，必須時常攝取鹼性食品。

(2)鹼性食品所含有的無機質（礦物質）裡面，尤其是鉀的作用最爲有用，所以必須積極的攝取。

對於(2)，我們不妨稍加詳細說明。鉀在人體內與鈉（食鹽）一般，能夠溶

解於水中而存在，所以，具有維持體液浸透壓的功能。

換言之，鉀與鈉能夠透過細胞膜，互相地接合，以維持濃度的平衡。當然也就能夠保持鈉與鉀的量了。

攝取過多的食鹽之後，爲了沖淡它起見，體內將積存很多的水分，當然也就會使人顯得臃腫。由於鉀具有利尿作用，所以能夠使鈉與水一起被排泄到體外。

食鹽攝取過多所引起的高血壓，可因爲鈉被排泄到體外而獲得某種程度的緩和，是故，自古以來，臨床醫學就喜歡把鉀當成利尿劑使用。

鉀能夠降低血壓

那些接受營養指導的病患多數過胖，然而，一經指導之後，血壓就會下降。那不外是由於食鹽的攝取量減少所使然。而且，隨著血壓的下降，鈉與鉀

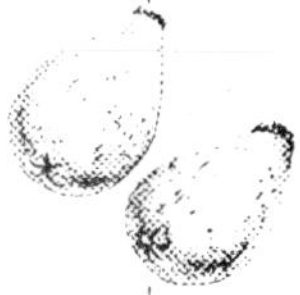

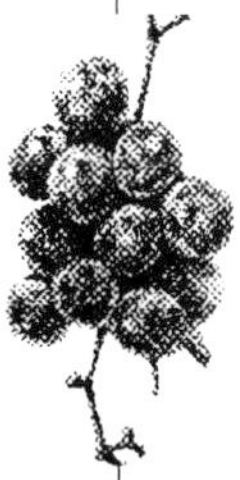

的比率會逐漸的平衡過來。那是因爲一般的病患定量的進食蔬菜、水果，使鉀的攝量急速增加，鈉就無法積存的緣故，同時，食鹽的攝取量減少也是重要的原因。

充分攝取蔬菜所獲得的鉀，甚至比服藥所獲得的鉀要來得多。不過，鉀的含量因食品而有所不同，甚至因季節而有所不同。同時，經過烹調之後，鉀的含量也會減少，所以，欲計算鉀的含有量，並非一件簡單的事情。

總而言之，鉀對人體有很大的效用。

除此，蔬菜也含有鈣、鎂等。不過比起鉀來，量方面很少，當然也就難以左右所謂的鹼性度了。而且，蔬菜所含的鈣質是很難被身體所利用的。因爲蔬菜含有蓚酸等的物質，而這些物質很難跟鈣質結合，當然也就難以被吸收。

即使不是爲了攝取鹼性，也必須多吃蔬菜

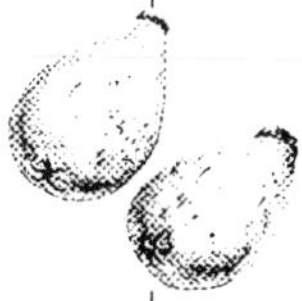

如上所述，把蔬菜當成鹼性食品攝取的場合，亦可同時獲得鉀。這種鉀能夠預防高血壓以及浮腫，由於亞洲人所攝取的食鹽量比較多，所以攝取充分的鉀自然有益處。

不過，蔬菜除了是鹼性食品之外，尚有種種效用，完全不吃蔬菜的話，絕對無法維持健康。所以說，只要每天攝取一定量的蔬菜，就不必對它的鹼性以及營養的含有量耿耿於懷。

不能認爲只吃蔬菜就可以保持健康

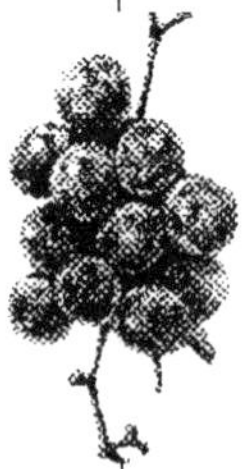

注意點心的攝取法

儘管拚命的吃蔬菜，但另一方面也大喝清涼飲料、乳酸飲料等含砂糖衆多的食品，以及糕餅等，根本就得不到菜食的功效。

爲維持健康，非吃蔬菜不可。然而，先吃蔬菜的話，由於卡洛里太低，根本就不能產生吃飽的感覺。所以在不到兩個小時之後，肚子就會大唱空城計，於是在忍受不了的情況之下，當然會吃起糕餅，或者喝起清涼飲料。

這些東西儘管好吃，但是它們的卡洛里主要是由糖質組成，而且又是砂糖，除了會招致肥胖之外，由於卡洛里的攝取量過多，將會喪失食欲，當然也就不能攝取身體所需的蛋白質、維他命，以及含有礦物質的食物了。這些甜品除了卡洛里之外，其他的營養素很少，所以被稱之爲「空的卡洛里」。

菜食的營養不夠充分

菜食只能攝取到維他命A與C，礦物質雖然有一些，但卻不夠充分。至於蛋白質方面，除了大豆製品之外幾乎沒有。所以說，素食的人應該注意以下兩點：

(1)那些無法從蔬菜攝取的營養，你有沒有設法攝取到？

(2)你有沒有做到滿足全體營養的平衡？

那些營養失調，以及弄壞身體的人，都是不注意到這兩件事情才引起的。

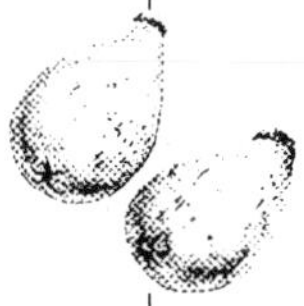

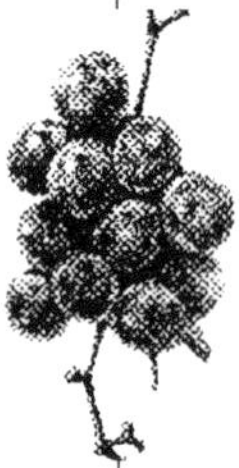

蔬菜煮過之後，仍然有營養價值

並非只有生蔬菜才有營養價值

一提起吃蔬菜這一件事情，三人之中會有兩個人認爲——那是指生的蔬菜，於是會回答說：「我每天都吃生蔬菜。」或者說：「我的胃腸不好，所以不敢吃生的蔬菜。」

的確，生的蔬菜營養比較豐富，然而因爲它們的纖維太堅硬，對胃腸弱的人來說，刺激太強。假如是罹患肝硬化的話，則很有可能會引起食道出血。至於胃潰瘍病患，則由於生蔬菜的纖維接觸到傷口，甚至會引起疼痛而出血。所以說，吃蔬菜並不一定指吃生蔬菜。

不要擔心烹煮會損失維他命

烹煮蔬菜時，維他命C的一半將溶入水裡而損失掉。但如果攝取充分蔬菜的話，就算損失一半的維他命C，仍然可以攝取到可觀的維他命C。

但是如果蔬菜煮太久的話，維他命C幾乎會喪失殆盡。如果只煮短時間的話，則只會溶解於湯汁裡面。如此，只要連湯一起喝下，就可以攝取到可觀的維他命C了。

與其對維他命C的損失耿耿於懷，不如注意蔬菜所具有的其他特徵。例如——纖維有助於預防便秘，鉀有益於高血壓的降低等等。而且，纖維及鉀在煮過之後也不致喪失，因此，大可不必耿耿於懷。

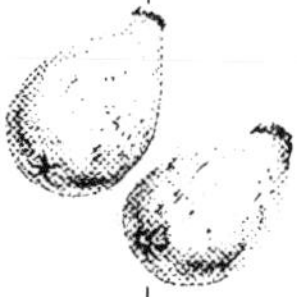

最重要的是，每天必須攝取相當量的蔬菜。胃腸強健的人可以吃生的蔬菜，而胃腸機能不太好的人，最好是吃煮過的蔬菜。這樣，才能夠獲得好處。

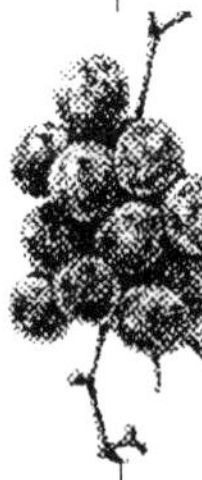

單靠蔬菜減肥是很危險的

體力會降低

有些女孩求窈窕心切，以致中餐吃一些沙拉。這實在是得不償失的一件事情。以營養學的立場來說，蔬菜所含有的卡洛里及蛋白質太少了，雖然人是變瘦了，然而，皮膚卻失去了光澤，顯得萎黃而缺乏彈性。這不僅不美，甚至可以說，完全失去了年輕人應有的朝氣。

偏食蔬菜會使體力降低，也容易罹患傷風感冒，而且一旦罹病以後，往往會使症狀加重，並將延長病痛的時間。

平常，在站立時容易感覺到頭昏，一坐下來之後，又會不斷的打瞌睡，人也會感覺到鬱鬱寡歡。除外，生理週期也往往會停止，而久久不會來，女性機

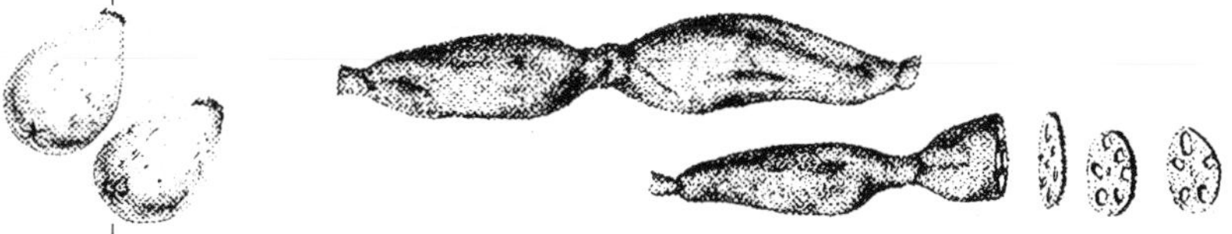

能也會顯著的降低，當然，也就沒有女性魅力可言了。

減肥的原則

減肥的原則是「肥胖者只能減少多餘的脂肪，但是絕對不能減少身體所必要的營養分」。

所謂脂肪以外的營養分，就是指蛋白質、維他命，以及礦物質。只要適度的攝取這些營養，就能夠保持健康。只是這些食品都能夠產生能源，所以，必須選擇脂肪含量較少，而蛋白質、維他命，以及礦物質含量較多者，並且巧妙的把它們配合起來。

如果要減肥的話，必須注意蛋白質的攝取法。因爲減肥的場合，最容易被減掉的就是含有蛋白質的食物，而且，一

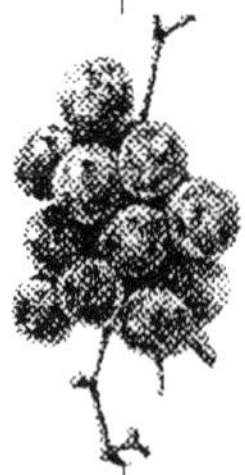

旦脂肪減少，身體對蛋白質的要求會無形中增加，所以也就最容易感覺到蛋白質的不足，於是體力就會跟著降低。

靠蔬菜來減肥，當然是一件很不錯的事情。不過，必須注意一件事，那就是，單吃蔬菜將使蛋白質不足，所以必須補充一些富有蛋白質的食品。

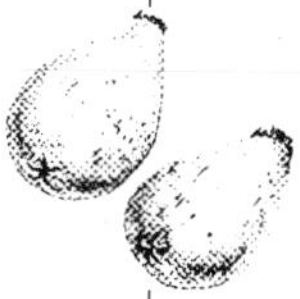

不要過度相信蔬菜的藥用效果

「香菇能夠減少膽固醇」、「高麗菜對胃潰瘍有益處」……諸如此類的說法，就連專家們也無法確定其眞僞，更不知道在何種條件之下才有效果呢！不過到了最近，專家們已獲知香菇及高麗菜確實有藥用效果。而除了這兩種蔬菜之外，還有不少藥用的食物。

不能倒向一邊

聽到香菇能夠減少血液中的膽固醇之後，很多人都會大吃特吃起來。其實，我們只能吃一定量的食物，一旦偏食一種食物之後，由於不能再吃其他的東西，當然就不能維持餐食的平衡，以致往往會弄壞身體。

吃那些有藥效的食物是不錯的，然而人體的健康，並非只受膽固醇左右，而必須注意到：全體的熱量、蛋白質、各種的維他命，以及礦物質的足夠與否。如果沒有充分的蛋白質、維他命的話，我們是不能維持身體健康的。

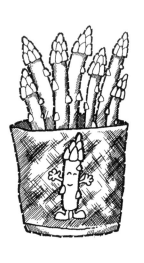

又如：雖然某種食品具有藥效，然而，攝取太多的話，說不定會帶來禍害呢！

有人說，蒟蒻具有降低膽固醇的作用，但是一般市面上販售的蒟蒻根本就沒有這種作用。

這種生蒟蒻粉曾經用於實驗老鼠，但卻因為味道古怪，還沒有被人類當成食物。由此可見，這種說法還有研究的餘地，切勿聽到這種說法就猛吃蒟蒻。

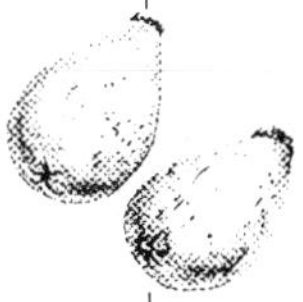

具有平衡性的餐食才是先決條件

欲保持體力的話，必須以均衡的飲食爲先決條件，而攝取具有藥用效果的食品則爲次要條件。因爲不管攝取具有多少藥用效果的食物，只要基礎的身體狀態不好，就不能獲得效果了。

同時，當一個人罹患疾病時，全身狀態必須良好，否則健康的恢復將非常的緩慢。即使要攝取具有藥效的東西，但也必須以不破壞均衡的飲食爲原則。

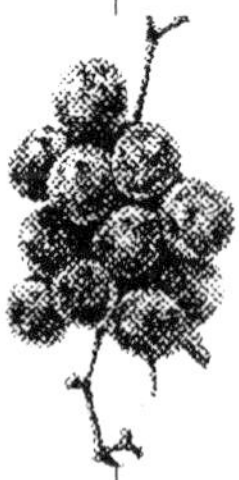

蔬菜最好以淡味進食

吃太多鹽將招致高血壓

大量吃蔬菜固然很好，不過，在烹調時，切勿調味太濃。調味太濃的話，不知不覺的會教人多吃飯，當然就會加重胃部的負擔。除此之外，也會使人大量的喝茶水。雖然茶水能沖淡濃味的成分，抑住食鹽及砂糖的吸收，然而，吃的量總會完完全全的進入體內，所以還是烹調成淡味比較好。

尤其是食鹽更要注意。因爲攝取太多的食鹽將使高血壓的症狀轉壞。同樣的，如果是腎臟病人或者妊娠中的婦女也一樣，這些容易引起浮腫的人，還是少攝取食鹽爲妙，因爲那樣將會使症狀惡化。

調味的原則

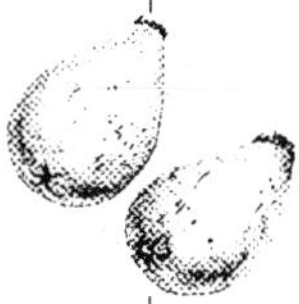

蔬菜最好調成淡味，以不吃米飯，亦能夠進食的程度爲佳。但是，每個人的愛好均不一致。所以，我要介紹一種標準的調味。

在一個玻璃杯（五分之一公升）的清水裡面，放入兩小匙的醬油，如此就會變成一％的鹽分，只要嚐嚐這種濃度一次，就可以幫你不少忙。

例如：湯的鹽味佔〇・八％，所以湯的濃度應該比你上面嚐過的濃度（上述的試驗）淡一些才行。

如果是大鍋菜的話，則只要有一・五％的鹽味就足夠了。與米飯一般，跟沒有鹽味的東西一塊兒進食時，菜餚當然以鹹些比較理想，假如是單吃蔬菜的話，則只要有〇・六～一・二％的鹽味就夠了。如此這般，一面注意調味，一面不要喝太多較鹹的菜湯，就不會攝取過度的食鹽了。

在外頭吃飯，就不能充分的攝取蔬菜

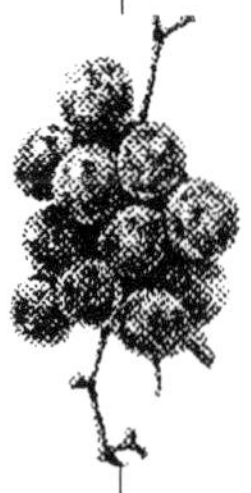

突然有客人來訪，總免不了採用外食的方式，或者購買一些現成的菜餚。也有人因爲不喜歡動鍋鏟，所以寧可到外頭吃飯。的確，到外頭吃飯是比較方便。然而有利就有弊，相信有不少人懂得「弊」在哪兒。

儘管價錢貴，蔬菜仍感覺不足

讓我們來瞧瞧外食的內容。那些餐館裡面的菜餚多數做起來並不費時，材料費比較便宜，外觀也比較好看，當然能予光顧者一種滿足感。

所謂價錢便宜的東西，幾乎是以穀類爲主體。只要瞧瞧所謂的魯肉飯就不難明白。一碗白米飯上面只有少許的所謂滷肉，絕大部分是米飯，換句話說，乃是以米飯塡飽肚子，幾乎沒有所謂的蔬菜。

這麼一來，只有卡洛里而已，根本就談不上蛋白質以及維他命之類。又由於米飯太多，所以菜餚也鹹得多，於是鹽分的攝取量無形中增加。

相對的，價錢較貴者，雖然穀類較少，但以魚肉等爲中心，然而，叫人感到洩氣的是，蔬菜量太少啦！只有那麼星星點點，好像是用來點綴似的。儘管價錢較昂貴，然而，基於營養的觀點來說，未免太不充分了。

當你厭倦之時，就要注意了

從價錢與營養的觀點來看，外食有損而無益。長久在外頭吃飯，遲早會有感到厭倦的一天。於是自然而然的，想吃一些迥然不同的東西。只要住過飯店或者旅館一段日子，不自覺地就會萌生出這種想法。因爲在無意識之中，身體就會警告你「蔬菜不足」啦！

爲使身體不至於提出「蔬菜不足」的警告，最好避免外食。如果無法避免

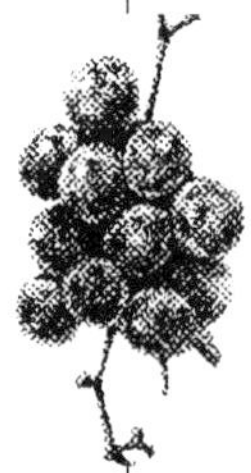

外食，也最好多吃一些蔬菜。蔬菜的不足，必須在當天就補充起來。

不至於變成蔬菜不足的外食對策

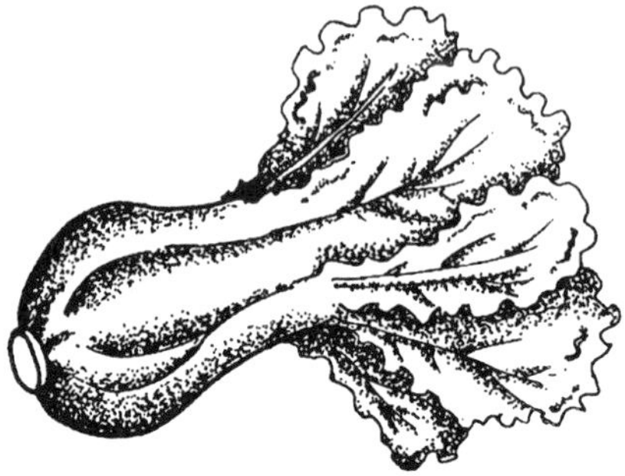

到外頭吃飯，時常會碰到很多的問題，諸如——只有穀類，含蛋白質的食品太少，以及不能吃到充足的蔬菜等等。爲克服這些問題，最好自己攜帶午飯。

然而就連這個問題，亦有許多人辦不到。如果非在外頭吃飯不可的話，最好講求能夠改善缺點的對策。

我們這裡所謂的外食，並不包括公司裡面的福利餐廳。

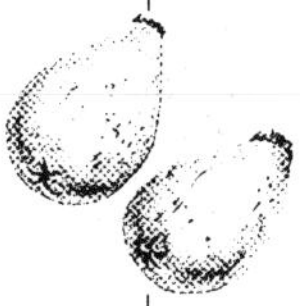

(1)最好是吃所謂的營養午餐。因爲食物的配合堪稱豐富，如果是一大碗飯、一碟小菜的話，總會感覺到蔬菜不夠充足。

(2)喝酒時，最好叫一些附有蔬菜的下酒菜。

(3)自助餐廳有好多的食品及菜餚任人選擇，這裡是最理想的外食場所。

(4)在宴會席上，最好先夾蔬菜吃，再吃別的東西。

(5)如果晚餐必須在外頭吃的話，午餐時，最好多吃一些蔬菜。

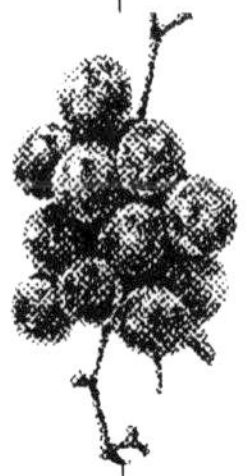

每天吃一些地瓜對身體有益處

地瓜類並非穀類

由於地瓜屬澱粉食物，所以很多人認爲它是穀類的一種。的確，地瓜含有很多的澱粉，然而，除了澱粉之外，還含有維他命B及C（爲了善於利用澱粉之故，這兩種是不可或缺的營養素）。地瓜所含有的水分比穀類還多，亦含有不少的纖維。

一般穀類含有很多的磷酸，是屬於酸性食物，然而，地瓜卻是鹼性食品。比起一般穀類，地瓜所含有的卡洛里不算很多，而一百公克的白米飯卻含有一百四十九卡洛里的熱量。

在一個靠海的村落，那兒的居民並不吃白米飯，而以地瓜爲主食，再配以一些鮮魚。結果長壽者非常之多。反過來說，自從我們以白米爲主食以後，健康受損的人亦復不少，由此可見，地瓜與穀類是迥然不同的兩種東西。

從以上的事實，我們可以說地瓜並非穀類，而是一種含澱粉多的蔬菜。

地瓜是維他命C良好的供給源

以蔬菜的標準來說，地瓜類是保存性非常良好的食品。能夠放置到翌年發芽的時期。所以說，當其他蔬菜因季節或運輸上的關係，無法購得時，地瓜可以當成維他命C的良好供給源。

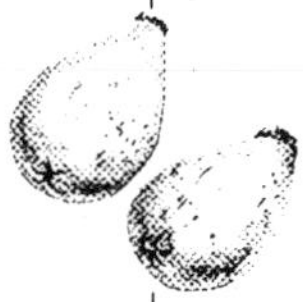

據說，當馬鈴薯從新大陸傳到北歐各國時，該地域的壞血病才算絕跡。在第二次大戰剛結束不久，台灣的人民以地瓜替代米飯，台灣人血清中的維他命C增高了，叫專家們大惑不解。

除外，地瓜內所含有的維他命類，即使經過烹調，也不會大量消失。

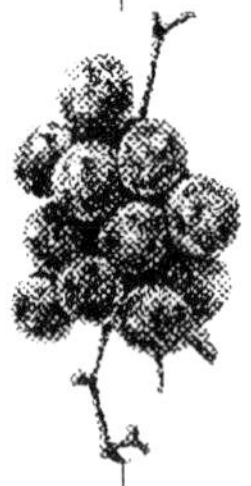

地瓜具有降低血壓的作用

地瓜是含有鉀的鹼性代表食品，能夠促進食鹽（鈉）的排泄，當然也能夠降低血壓了。又如——纖維能夠刺激腸部，防止便秘。只是吃太多的話，將會產生很多的瓦斯，肚子就會感覺到發脹。

除此之外，地瓜所含有的熱量比穀類低，所以說，肥胖的人不妨減少米飯的攝取量，每天進食一定量的地瓜，如此一來，不但可以減少攝取的卡洛里，亦可以體會到滿腹感，可以說一舉兩得。

每天吃一百公克的地瓜

比起其他的蔬菜，地瓜所含有的卡洛里較高，因此，不宜攝取過多，然而，爲了補給維他命及鉀起見，每天最好攝取一百公克左右。

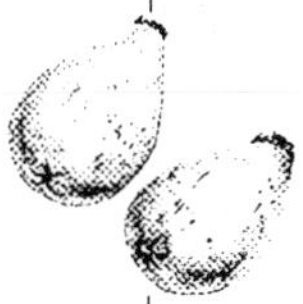

實際上，在食生活方面較不豐富及單調起見，地瓜可以說是不可或缺的點綴品。所以說，每天攝取一百公克的地瓜是輕而易舉的事情。

無論是煮、煎、炒，地瓜（包括馬鈴薯之類）的滋味都很不錯。在法國菜中，馬鈴薯很普遍的被使用著。尤其是炸馬鈴薯片，最受年輕人歡迎。

如果在台灣光復不久的那一段時期吃過地瓜簽的話，一定對地瓜沒有好印象。這些人認爲地瓜處理起來很費時，簡直不敢領教。事實上，地瓜與馬鈴薯都是很好的食物，對人體的健康有莫大的幫助。

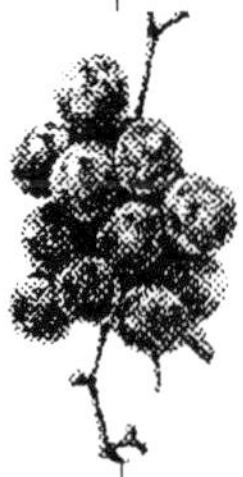

水果不能用來替代蔬菜

不吃蔬菜是不行的

「我好喜歡吃橘子。每天都要吃兩公斤呢！」有不少人如此說過。這種人多屬於不吃蔬菜那一類。事實上，水果是不能用來替代蔬菜的。當然啦，水果所含有的維他命C不至於損失（因爲不必烹調），又可以省下烹調的時間，方便則方便矣，不過，水果卻不像綠黃色蔬菜一般含有葉紅素，所以，無論如何，水果是替代不了蔬菜的。

不要忽視水果含有的甜味

水果吃起來叫人感到很甜，這是水果含有很多果糖及葡萄糖的緣故。所以說同量的水果與蔬菜，前者的卡洛里總是多一些。因此，水果吃太多也是會發胖的！

在葡萄園工作的人，有不少人在一天內吃下四公斤的葡萄，這等於攝取了兩千四百卡洛里的熱量。水果不像蔬菜一樣必須經過烹調，所以攝取超過一定的量以後，往往會加重胃部的負擔。同時，鹼性度也只有蔬菜的一半。

換句話說，水果有它獨特的好處，這種好處是蔬菜比不上的，同樣的，蔬菜也有水果所無法替代的好處。這兩者都是植物，雖然有許多相同處，但畢竟是不同的兩種食物。這一點是必須牢牢記住的。

如果在旅行中，不能夠吃到充分的蔬菜，則不妨購買一些水果食用，如此亦可補充維他命C。

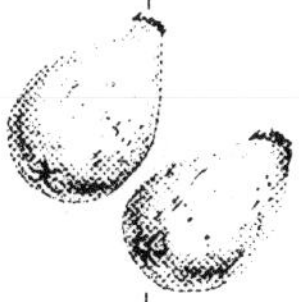

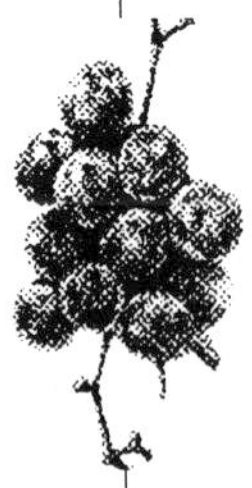

不管在早餐或晚餐，吃水果皆有價值

爲了防止晚上吃太多，不妨多吃一些水果

自古以來，人們都這樣說：「早餐的水果等於金，晚餐的水果等於鉛。」因爲多數人認爲早餐時吃水果最好。其實，這種說法也適合於餐食，並不一定只限於水果。

一個人熬到了深夜遲遲未睡的話，身體自然而然的會要求休息，爲了再支撐一些時間，人們總是喜歡再吃一些東西。這麼一來，胃部就會顯得沈重，當然也就無法熟睡，影響所及，翌日就難以起床了。

當然啦，夜食的影響是會殘留到翌日早晨的，於是肚子就不會餓了。反過來說，如果宵夜沒有吃很多的話，則當然可以熟睡，到了早晨就可以很快的醒

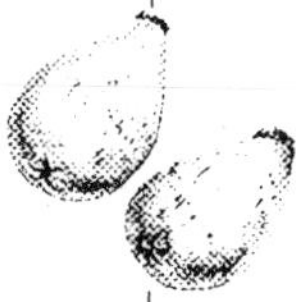

過來，自然而然的，吃起東西就覺得美味可口了。所以我們不妨說：「早晨的水果是金，早晨的餐食也是金。」

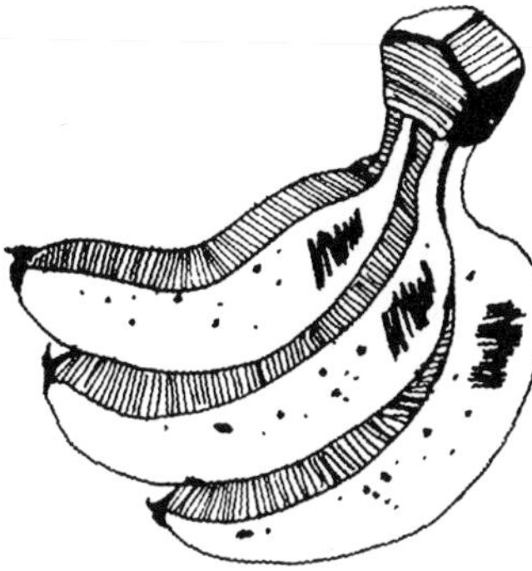

夜晚也會變成「金」的秘訣

這麼說來，夜晚吃水果是不利的囉？

話也不是這麼說。如果在吃飯之後，吃一兩個橘子的話，則不論是在早餐、中餐或晚餐後吃水果都有效果。晚餐不宜吃太濃厚、會增加胃部負擔的東西，最好能控制食量，建議你不妨於餐後再吃一些水果。如此一來，晚餐後的水果也具有「金」的價值。

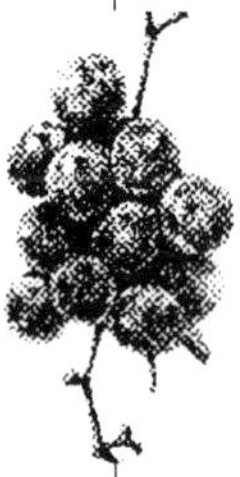

吃法能夠左右價值

以上各點，乃是考慮到胃部負擔的意見。而站在營養的立場來說，無論是早晨、中午，或者在夜晚吃水果，其營養價值是不會改變的。

維他命C是每天必須攝取的營養素。如果在早晨及中午不能充分攝取蔬菜或者水果的話，到了夜晚，不妨適量的吃一些水果做補充。

最好適量地吃一些海藻

雖然說吃海藻的民族遍佈全世界，事實上，除了中國人及日本人以外，極少民族對這種東西有興趣。當美國人聽到我們吃海藻時，總會圓睜眼睛，表示非常震驚。

海藻是最適當的低卡洛里食物

海藻的成分，尤其是它所含有的糖質是屬於特殊種類。人類非但無法分解陸上植物主要的糖質，就連海藻的糖質也無法分解利用。另外，像微生物當中，亦有不少種不能利用海藻裡面的糖質，換句話說，海藻的糖質是不能變成卡洛里的。

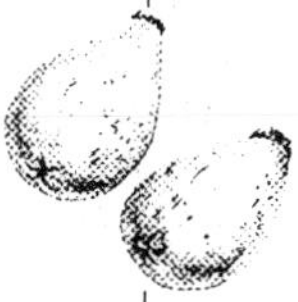

不過，因爲海藻的風味頗佳，體積又大，所以最適合用來填飽肚子，是很

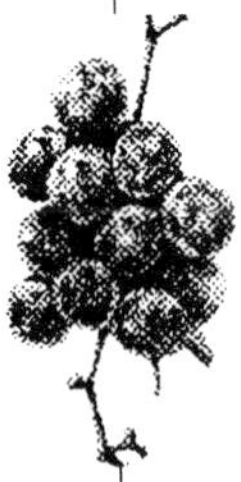

理想的低卡洛里食物。

為了治療肥胖及糖尿病起見，必須控制每天所攝取的卡洛里。在實施方面最感困難的是——如何去克服「餓」這個難關。遇到這種場合，不妨靠食用海藻來解決。然而，也必須有一個限制，否則，將招來營養失調呢！

另外，海藻的糖質具有整腸作用，在寒天就以可當成緩下劑使用。又：由於海藻會阻止膽固醇吸收，因此，海藻亦能降低血清中所含有的膽固醇量。

海藻是礦物質的寶庫

海藻所含有的成分之中，最令我們關心的是：礦物質。一般說來，海藻泰半呈現葉狀，在不同深度的海域處，從陽光及海水成分中，吸取製造自己身體的成分。海水的成分，依著場所或多或少有些許不同，然而，由於潮流及對流等不斷的漩轉，造成各地海水的組成狀態大致相同，當然就含有種種的礦物質。

在陸地方面，有些地區的土壤缺乏碘，或者含有微量的亞酸，卻不含人體所必要的碘，所以，居住在這種地域，而又吃當地生產食物的人，往往會引起所謂的碘缺乏症。

如果以海藻爲常食的話，情形就不一樣了。以日本來說吧！雖然該國的土壤普遍的缺乏碘，不過由於他們常吃海藻，極少有人罹患碘缺乏症。

反過來說，在那些沒有吃海藻習慣的國家裡，碘缺乏症狀就變成了地方病，甚至成爲公衆衛生上的一個大問題。海藻不僅含有碘，同時也含有鈣、鐵、銅，以及鎂等。雖然還不知道人體是否能夠利用？然而，維他命方面的含量也不少。

像海苔含有很豐富的維他命A，海帶則含有很多的維他命B_2，同時亦含有少許的蛋白質，不過，被人利用的程度卻不怎麼好。

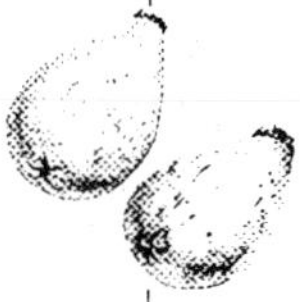

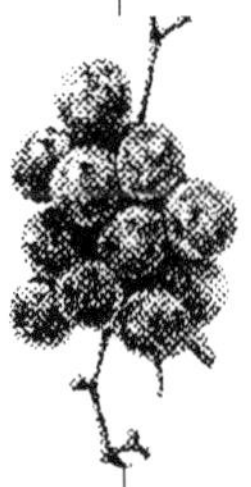

綜合上述，海藻含有陸上植物所缺乏的礦物質，當然可稱之爲很優良的食物了。事實上，有很多長壽的人就是以海藻爲常食。所以，爲了長久保持身體健康，不妨在日常生活裡多吃些海藻。

注意食鹽的攝取法

在攝取海藻時，必須注意一件事，就是不宜過度攝取食鹽。例如——鹹海帶以及海帶茶均含有很多鹽分，多吃之後可能會引起高血壓，或者使高血壓症惡化。所以說，多攝食海藻之類固然有益健康，但鹽分卻不能過度攝取。

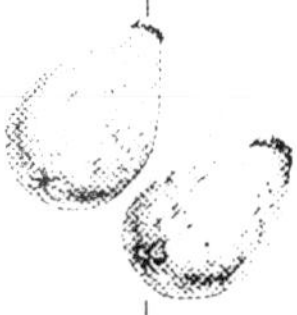

每天最好適量的喝牛奶，吃一些蛋

牛奶與蛋含有蔬菜所缺乏的營養素

在素食者之中，有一部分人常吃牛奶及雞蛋，而一部分的人連這兩種食物都避開。站在營養學的立場來看，這一件事是不值得鼓勵的。因爲牛奶及雞蛋富含適合人體的良好蛋白質，並有蔬菜所缺乏的營養素。尤其是牛奶，更含有其他食品所不及的豐富維他命，以及鈣質等。所以說，不必固執於蔬菜，最好同時攝取適量的牛奶及蛋類，如此更能獲得素食的好處。

牛奶並非嬰兒的專用食品

古代印度的佛教，雖然勸人素食，但也攝食牛奶。釋迦在經過一段時間的

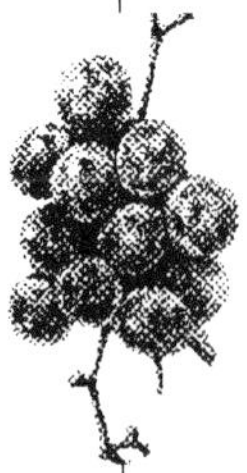

絕食後，深悟到具有健康的身體才能夠修道，於是就喝起了牛奶。

然而，東方的素食菜譜中根本就不使用牛奶。所謂的出家人根本就沒有喝牛奶的習慣。

嬰兒及成年人所需要的營養各有不同，然而，在質方面卻沒有多大的差異。雖然成年人不必像嬰幼兒一樣，大量的攝取牛奶，但是爲了維持健康之故，每天最好喝一杯半（約一百六十卡洛里）的牛奶。

蛋白質、鈣質，以及維他命等，不僅孩童們要每天消耗，就是成年人也不斷的在消耗，所以最好以牛奶把它們補充起來。

喝養樂多，或吃乳酪也可以

牛奶含有乳糖，亞洲人因爲比較難以消化乳糖，所以往往會造成下痢。

然而，那些已經使牛奶發酵的養樂多以及乳酪等的東西，由於乳糖已經分解，變成容易消化的狀態，因此，不敢嘗試牛奶的人，不妨改吃這類食品。

又像脫脂奶粉之類，由於早就去掉了牛奶裡面的脂肪，可以說是很理想的健康食品。

同時，運用脫脂奶所製成的養樂多及乳酪等，已經除去了乳脂肪以及乳糖，只留下牛奶良好的成分，當然也可稱之爲最理想的食品了。

只是一般所謂的乳酸飲料，由於在乳酸發酵的牛奶中加入了大量砂糖，所以與其說是乳製品，不如稱它爲砂糖水較爲恰當一些。因爲砂糖的卡洛里佔全體的九〇％，所以必須考慮到其害處。

除此之外，還有一些戴著乳製品假面具的含砂糖太多的食品。例如——加糖煉乳、冰淇淋、乳酸飲料，這些食品還是少吃爲妙。

其他，尙有重要成分爲乳脂肪，對健康不大好的食品，像牛油、生奶油、高脂肪的冰淇淋、粉末狀的奶油類，以及奶油乳酪等。由於乳脂肪很對大衆的

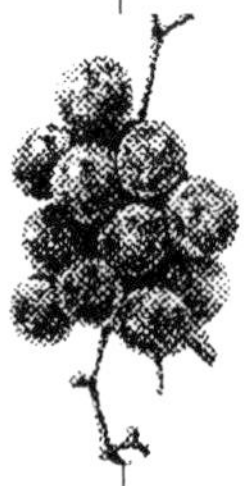

口味，以致有很多人因爲過食而導致發胖，不能不加以注意。

忠告擔心膽固醇的人

有些人認爲吃蛋會增高血液裡面的膽固醇，所以根本就不敢去碰它。其實，蛋除了含有對人類有益的蛋白質之外，尚有各種的維他命，可說是一種極有平衡性的食品。

一個人一天只要攝食一個蛋就可以補充其他食物所缺乏的營養了。如果說，擔心膽固醇會不斷增加的話，每天只吃半個蛋也勝過完全不吃蛋的人。擔心膽固醇會增高的人，不宜吃半熟蛋，必須把蛋煮得熟透才吃，如此，被吸收的膽固醇就可以減少到最低程度了。

又如：蛋白根本就不含脂肪及膽固醇，充其量只含有蛋白質及維他命B_1而已，所以，大可放心來攝取。

吃飯時，最好以蔬菜爲重心

亞洲人一向以米飯爲中心

亞洲人一向以穀類爲主食，而稱菜餚爲副食。爲了能夠下飯起見，副食的菜餚都烹調得鹹鹹的，以便用少許的菜餚下飯。於是，各地的人都製造所謂的豆醬、醬菜，以及鹹魚等鹽漬物。或許這是由於鹹的東西比較容易保存吧？總之，亞洲人一向認定米飯爲主食，而稱菜餚爲副食，這是不必爭論的事實。

不足夠的維他命以及蛋白質

米是比較良好的食物，至少，它比小麥更有營養。然而，多吃精白米，只能獲得大量的澱粉，食用日久將感到維他命缺乏，另外，由於缺乏良好的蛋白

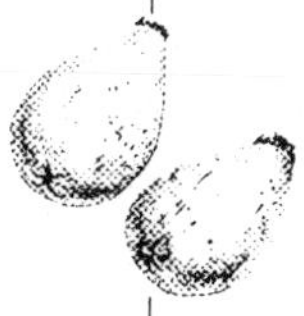

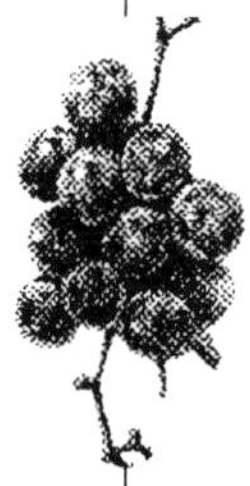

質，身體將感覺到不舒服。就算是吃糙米飯，維他命C與蛋白質也會感到不足。同時，如果一味偏向主食的話，食鹽的攝取量總是會增加，很容易就會罹患高血壓症。

在營養方面來說，菜餚應該居於主角地位

爲防止上述的弊害，飲食習慣必須改成以菜餚爲餐食的主角。換句話說，偏向主食的話，只能夠補充卡洛里而已。所以必須優先的攝取牛奶、蛋、豆製品、豆類，以及蔬菜等，然後才以米飯補充不足的卡洛里。

說起來，似乎非常的簡單，然而欲把它付諸實現，必須先訂下計畫。以下可做爲參考——

(1)多煮一些菜餚，使調味淡一些。已經調味過的食品最好不要購買。

(2)不要常吃以米飯爲主角的蛋炒飯、咖哩飯等。

(3)使用比較小的飯碗，一次不要盛太多的飯。

(4)先吃菜。吃了一些以後，再吃一些米飯。切勿一餐吃三碗以上的米飯。

(5)或者，先喝一些比較淡的湯。湯裡不妨多放蔬菜，烹調時使用植物油。湯也能夠給人滿腹感，當然也就不至於吃太多的米飯了。

(6)下午吃點心或者宵夜時，如果只吃泡麵是不夠的。最好再加一個蛋，或者一些菠菜，以提高營養價值。欲吃點心的話，不妨吃一些水果、乳酪，以及牛奶之類。

(7)必須瞭解各種食品的營養價值，以便攝取每天所必要之量。

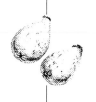

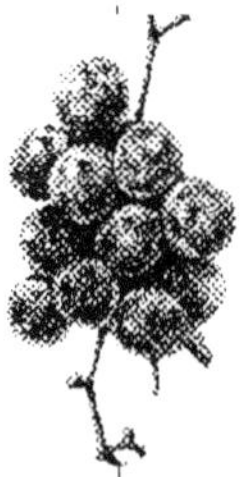

吃糙米飯，請注意以下事項

有些人喜歡吃糙米飯，不過，糙米飯的色澤濃，又堅硬，不能吃太多。但是細加咀嚼的話，其風味還真不錯呢！糙米飯附有胚芽，白米卻去掉了胚芽，才顯得軟嫩可口，當然在不知不覺中就會多吃一些。

糙米的維他命含量比白米高

胚乳含有多種維他命，使芽在成長過程中能夠獲得充分的營養。換句話說，它也是燃料及素材的貯藏所，欲把這種燃料拿出來使用的話，必須先使胚芽的維他命對細胞起作用才行。

例如：欲利用澱粉（胚乳，也就是變成白米的地方）的話，必須有種種的維他命，尤其是維他命B_1，逢到這時，藏在胚芽中的維他命B就會活躍起來。

人類吃白米飯之後，欲把它當成能源利用時，亦需要維他命B_1，其中的道理是相同的。

想不到爲了貪圖口福，人們把米的胚芽及外皮去掉了。如此一來，米確實變好吃了，然而所謂的腳氣病卻流行起來。剛開始，人們並不知道是吃白米飯所引起，一直到了好多年之後才察覺到癥結所在。

所以說，吃白米飯也是一種偏食。

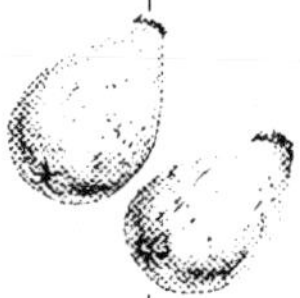

糙米飯的好處在不會讓人吃太多

糙米的外表很堅硬，所以每一個人都不會吃太多，當然就難以長胖。大凡美味而柔軟的東西，往往會叫人吃得太多。如此不僅會長胖，也會增加胃部的負擔。

自古以來，養生家就告訴大家：「不要吃太飽，八分飽就夠了。」吃糙米

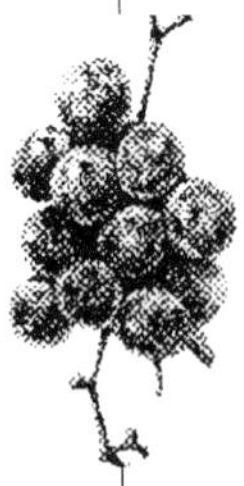

的話，絕對無法吃得太多，當然就不會增加胃腸的負擔，人也會顯得清爽許多。

糙米的外表含有纖維，自然而然的，也能夠使通便情形良好，不至於便秘。如上述一般，糙米不但能夠補充維他命，矯正過食的習慣，亦能夠治療便秘，由此可知，吃糙米飯的好處。

正確瞭解吃糙米飯的好處與壞處

既然吃糙米飯有這麼多的好處，一定有很多人躍躍欲試。不過話說回來，並非每個人都適合吃糙米飯。

換句話說，糙米飯雖然具有防止過食的好處，但相對的，它也有短處。

糙米外皮爲了保護米種之故，覆蓋著一層很強韌的纖維，所以很難被消化吸收。烹煮糙米時，我們會發現到它難以吸水，總是很難膨脹起來。所以必須把它浸泡在水中一段時間，以便打破外皮的抵抗，使裡面變軟。

說到這裡，你會察覺到它比白米費時又費力。而且，使盡了渾身解數，你只能夠使外皮的一部破裂而已，而外皮的形狀仍然原封不動。所以必須充分的咀嚼，以便使外皮剝掉。如果不這樣的話，將會下痢，或使胃部感覺疼痛。

所以說，如果欲給牙齒不好的老年人，或者嬰幼兒食用糙米，最好把它碾成粉末。

有一位游泳選手自從改吃糙米飯之後，體型逐漸變瘦削，精力大不如前，游泳的速度緩慢下來。由此可知，需要付出很多體力的人，是很難依靠糙米飯補充體力，甚至會因此而引起營養不良呢！

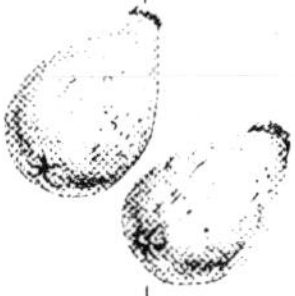

糙米飯會妨礙鈣與鐵的吸收

還有一點必須注意的是：糙米等穀類外皮所含有的「非定」（未曾被精白

過的穀類）能夠使鈣及鐵的吸收惡化。而且，由於含磷過多，當然會使鈣的吸收顯得格外困難。因此，當你改吃糙米飯的話，必須加倍的攝取鈣及鐵。

一旦缺乏鈣質以後，骨骼的成長就會遲緩，甚至再也無法長高。又如由公害所見到的，那些被害者都是孩子較多的母親，她們非但鈣質的攝取量太少，同時由於生產，體內的鈣質盡失，由此可見，我們不能忽視所謂的鈣缺乏症了。

又如多吃了含多量「非定」的食物的話，則即使攝取了必要量四～五倍的鐵質，仍會引起鐵質的缺乏，以致變成貧血。

所以，欲改吃糙米飯的話，最好食用含鐵質多的食物，尤其是婦女每個月都會有月經來臨，或者有生產的現象，所以失鐵量比男子多。是故，不宜攝食太多未被精白的食品。

只吃糙米飯，將招致蛋白質不足

吃糙米飯固然不錯，然而，切不可以糙米飯爲主食，而減少其他食物的攝取。就算糙米飯含有再多的維他命B群，蛋白質以及各種營養素都會感覺到不夠。爲了保持營養的平衡，最好充分地攝取其他食品。

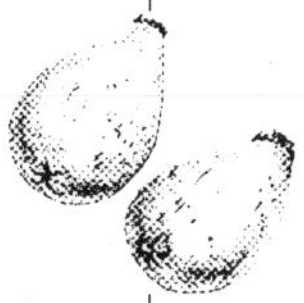

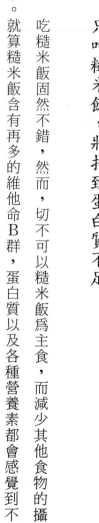

【第三章】

應該吃什麼蔬菜及水果呢？

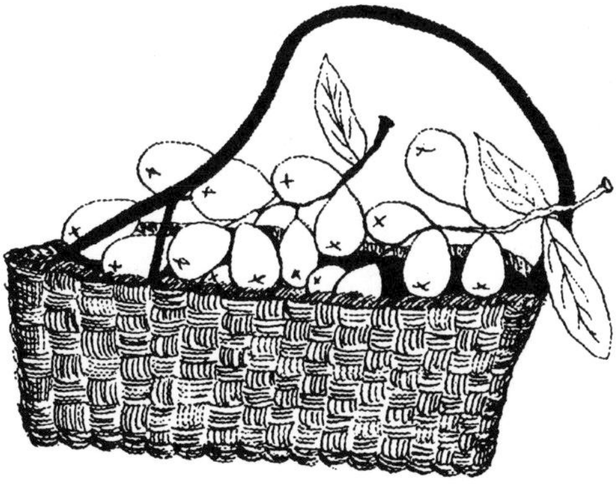

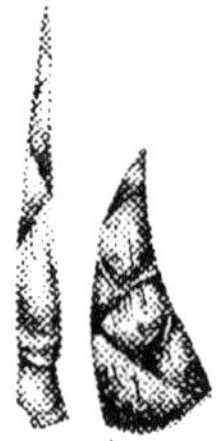

含維他命C多的蔬菜及水果

維他命C最容易流失

每一種綠黃蔬菜及淡色蔬菜都含有維他命C。所以，仰賴這些食物就可獲得充足的維他命C。

然而，吃蔬菜及水果時，並不能有效率的攝取維他命C。下面我們將舉出幾個例子。最重要的一件事情是：蔬菜及水果所含有的維他命，可依栽培方法以及熟度等，而有所不同。

同時，維他命C的含有量，可因蔬菜及水果的鮮度而有天壤之別。下面所列出的維他命C含有量，乃是指新鮮蔬菜而言，每一種蔬菜的維他命含量，並沒有一定不變的數值。例如——在貯藏中，維他命C會逐漸的減少，而貯藏溫度較高，維他命C的減少也必定快速。

蔬菜的維他命C含量表

每一百公克蔬菜中的維他命C含量（單位公絲，一公克等於一千公絲）

芹菜、青椒	201～250
菠菜	91～100
花菜、芥菜	71～80
蕪菁、油菜	51～60
蘿蔔、蓮藕	41～50
高麗菜、白菜、豆芽菜	31～40
蘆筍、大蒜、苦瓜	21～30
南瓜、冬瓜、四季豆、蕃茄	16～20
馬鈴薯、黃瓜	11～15
竹筍、洋葱、茄子、紅蘿蔔	6～10

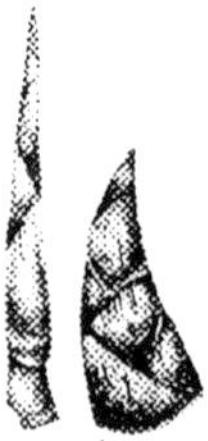

例如：把菠菜放置於溫室一天，和貯藏於冰箱一天，兩者的維他命C變化將有顯著的不同。假如是置於二十五度溫室裡，經過一天之後，含有的維他命C將損失十五%，但如果是放置於冰箱的話，則幾乎不會減少。

當然，從採收到運上菜攤的這一段時間，亦會不斷的損失維他命C。例如「蔬菜的維他命C含量表」所列舉的菠菜維他命C含量爲一百公絲（一百公克的菠菜中），然而，買回市販的菠菜加以分析，一百公克的菠菜中竟然只有五十～八十公絲，幾乎找不到一百公絲者。如果不是很新鮮的話，根本就碰不到一百公絲者。

所以說，不要貪小便宜去購買已經不新鮮的蔬菜，由於維他命C已差不多失去，吃了也是無益。反過來說，即使購買非常新鮮的蔬菜，但放置於溫度高的地方好幾天的話，維他命C也將流失大半，吃了也沒有什麼意義。

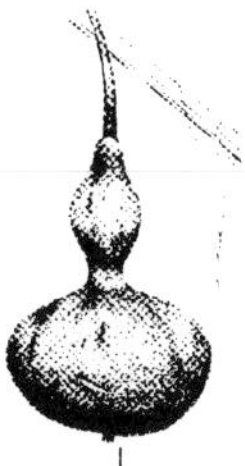

維他命C怕熱也怕水

維他命C不但易溶於水，而且在加熱之後也會很快的消失，因此，在烹調時，必須注意到這種性質，否則，等於無端的浪費維他命C。

例如——把含有六十二公絲維他命C的一百公克菠菜煮一分鐘，維他命C將剩四十六公絲，煮三分鐘，只剩下三十公絲，如果煮五分鐘的話，只能剩二十五公絲而已。菠菜在煮熟以後，如果長久放置於水中，則維他命C將溶於水中。所以說，煮熟菠菜後，必須濾乾水分，就不會損失很多的維他命C。

豆芽菜與大豆的微妙關係

根據「蔬菜的維他命C含量表」記載，一百公克的豆芽菜中含有三十公絲的維他命C。然而，實際上我們所食用的豆芽菜中並沒有那麼多的維他命C，

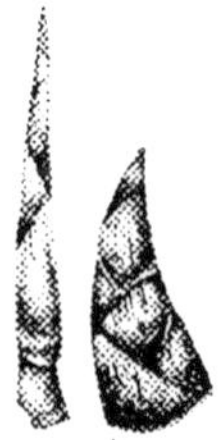

充其量只有十～十五公絲而已。

據統計，豆芽菜在發芽的第三天，它所含有的維他命C最爲豐富。由於這時的豆芽尚短，必須等到四～七天之後才會被出售。這麼一來，容積就會增大很多，出售的利益率就會大大的增高。

做爲豆芽材料的豆類幾乎不含維他命C。大豆的主要成分是蛋白質、脂肪，綠豆的話則含有澱粉質與蛋白質。

令人感覺到可笑的是：一旦變成豆芽菜之後，這些成分就會無形的消失，變成含有豐富的維他命C。所以說，只要有大豆或綠豆的話，就可以不斷的補充維他命C。

根莖類的維他命C最爲安定

蘿蔔、馬鈴薯，以及地瓜等的根莖類，並不像菠菜或豆芽菜，它們保存中的維他命C是不會消失的。只是馬鈴薯在發芽時，維他命C就會銳減。

蘿蔔最好磨成泥狀再吃。由於蘿蔔具有適度的辣味及水分，最能夠緩和油炸物的油膩，並減輕魚腥味。這乃是有效地利用維他命C的吃法。

只是，當你在磨蘿蔔時，必須注意一件事。那就是：蘿蔔在未切開時，維他命C是非常安定的，可是，一旦組織被破壞的話，空氣中的氧氣將使維他命C酸化。如此一來，維他命C的含量就會一落千丈了。

尤其是磨蘿蔔泥，組織更容易被毀壞，酸化也會加速，所以說，磨好了之後，必須很快的就吃，以免喪失維他命C。

不過，蘿蔔也不一定非生吃不可。像蘿蔔煮海帶的滋味也很不錯。方法是：把蘿蔔切成厚片，放入一些切片的海帶、柴魚等，用小火慢慢熬，其風味頗令人難忘。

當然啦，久煮的蘿蔔是會喪失大部分的維他命C，然而，這些損失的維他

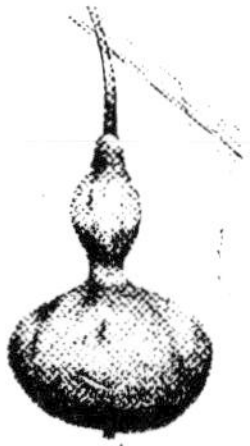

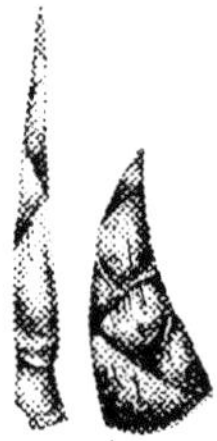

命C，只要用一個橘子就可以補充過來。

總之，烹調食物時，不一定非得斤斤計較營養素不可。的確，由於長時間的烹調，營養分勢將失去一部分，然而，只要能夠維持全體飲食的平衡就可以了。

我們之所以要烹調菜餚，原來是要使它吃起來更爲美味可口的。只要注意烹調的時間，營養素的損失諒必不會很多。

能夠破壞維他命C的酵素

紅蘿蔔、黃瓜，以及南瓜等，都含有維他命C酸化酵素。酵素最不耐熱，一經加熱之後就會失去作用，本來是用不著擔心的。然而，我們卻時常生吃紅蘿蔔以及黃瓜等的蔬菜，所以問題就來了。

營養專家曾經對紅蘿蔔以及蘿蔔泥展開研究。結果發現，由於紅蘿蔔酸化酵素的作用，蘿蔔所含有的維他命C損失了不少。

事實上，紅蘿蔔泥與蘿蔔泥的混合物，並不是用來大量進食的。充其量，只不過是用來陪襯烤過的食物，或者添加菜餚的色彩而已。這種食物不必有營養，只要能夠悅人目、增進食欲就夠了，這才是它眞正的目的。不必耿耿於懷維他命C是否會消失殆盡。

另外，切成輪狀的紅蘿蔔卻幾乎不受到酸化酵素的影響。針對這個問題，專家們舉行了好幾次的實驗，結果發現，把蘿蔔切塊浸醋，以及把蘿蔔切塊跟紅蘿蔔混在一起，其維他命C的損失並沒有差別。

又如：黃瓜總是切成薄片，配合芹菜以及高麗菜做成沙拉。然而，黃瓜卻不受到酸化酵素的影響。

由此看來，酸化酵素所以會發生作用，乃是含有酸化酵素的食品組織被破壞的緣故。換句話說，只有呈爲泥狀時，方才會遭受到酸化酵素的破壞。

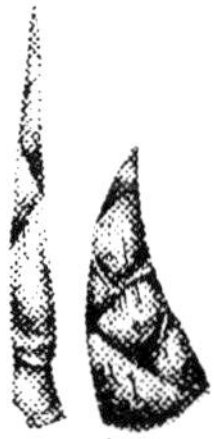

水果是維他命C的寶庫

水果含有很多維他命C，是大家所深知的一件事。然而，當你看了下表之後，就不難知道有些水果竟然只含有少許的維他命C。檸檬及草莓固然含有很多的維他命C，不過，蘋果及梨子所含的維他命C卻極少。

水果的維他命C含量表

每一百公克水果中的維他命C含量，單位／公絲

蕃茄	20	香瓜	10	櫻桃	10
葡萄	5	無花果	5	枇杷	5
小玉西瓜	5	柚子皮	150	金橘皮	150
草莓	80	檸檬	50	柿子	50

橘子	40
李子	5
文旦	40
桃子	5
柳橙	40
蘋果	5

以前，當我在製造離乳食時，突然注意到一件事情，那就是，九月左右所能夠用來製造果汁的水果，充其量只有蘋果及葡萄比較合適，但是這兩種水果只含有少許的維他命C。

在這個時期裡雖然有柿子，但卻不適合製造離乳食，這使我感覺到困惑不已。

儘管如此，水果還是容易使我們攝取到維他命類的食品。前面的表所顯示的數字，乃是一百公克水果中所含有的維他命C之量。不過，由於水果可以一次進食很多，因此，全體的維他命攝取量當然會增加。

例如：一個蘋果裡面大約含有十三公絲的維他命C，因此，只要攝取一個蘋果就可以獲得十三公絲的維他命C了。

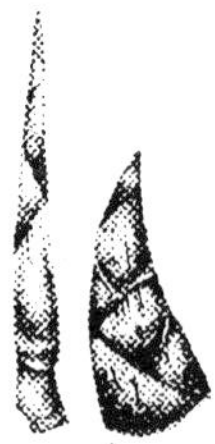

中等大的橘子，每個約含有三十公絲的維他命C，因此一天只要吃兩個，就可獲得六十公絲的維他命C了。

所幸，水果可以生吃，不必經過烹調，所以維他命C也不至於消失，所含有的維他命C量，亦可以全部利用，是一種很好的食品。

不過話說回來，水果在剝了皮以後，必須很快的就吃，否則，維他命C還是會消失殆盡的。

俗語說「有利就有弊」，水果對健康雖然有莫大的幫助，然而，它們所含有的糖質也很多，肥胖的人不宜吃太多。

近幾年，新鮮柳橙汁大量問世，而這裡所謂的柳橙汁，乃是指一〇〇%的天然果汁而言，不過在加工以後，維他命C就會顯著的減少。

季節性的蔬菜最佳

這些年來，蔬菜的栽培方法已經大有改變，除了往日的露天栽培之外，還流行室內栽培法。甚至還有一種所謂的水耕栽培，完全不使用土壤，乾脆在水中栽培。因此，一年到頭，我們都有新鮮的蔬菜可享用。

不過，美中不足的是：蔬菜的味道及營養價值卻大打折扣。那些在露天栽培的蕃茄，除了甜味及芳香之外，還有適量的酸溜溜的味道，以及多量的維他命C。所含有的維他命C約有「蔬菜的維他命C含量表」所記載的一．五倍。

這是把剛從田園裡摘下來的蕃茄加以分析，所得到的數值。如果是市販的蕃茄，由於在青綠色時就已經被摘下，又經過了一段時間，所以只含有十五～二十公絲的維他命C，同時，滋味也打了一個折扣。

如果是室內栽培的冬季蕃茄，即使是新摘下來的蕃茄也只含有十五～二十公絲的維他命C而已。如果是市販的蕃茄的話，差不多只有十～十五公絲的維他命C。

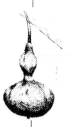

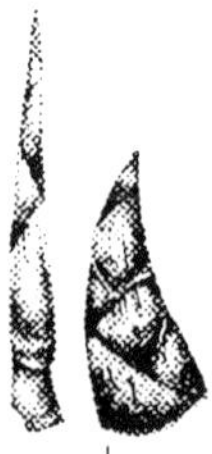

而且，冬季的蕃茄比種植於露天的蕃茄要昂貴很多，如果以維他命C一公絲的價格來比較的話，則昂貴了三倍之譜。不過話又說回來，縱然是室內栽培的蕃茄，只要在春夏之間收穫的話，所含的維他命C，絕對不比露天栽培者差。

總而言之，不管是水果或者蔬菜，還是應季的產品最好，不但風味佳，連營養含量也比較豐富。

含葉紅素多的蔬菜

色素濃的蔬菜含量較多

帶紅色、黃色，以及綠色等，大凡彩色濃厚的蔬菜皆稱之「綠黃色蔬菜」或「有色蔬菜」。綠黃色蔬菜含有葉紅素。所謂的「葉紅素」，是一種色素的名稱。此種色素一旦於體內分解後，就會變成維他命A。所以說，它在營養上佔有很重要的地位。

葉紅素，乃是類胡蘿蔔素色素群的一部分，這種的色素群又分爲兩組，也就是葉紅素類及Xanthophy。兩者的性質也各有不同。

在這些之中，能夠在體內變化爲維他命A，換句話說，具有維他命A效果者，只有屬於葉紅素類的α葉紅素、β葉紅素，以及γ葉紅素。其中的β葉紅

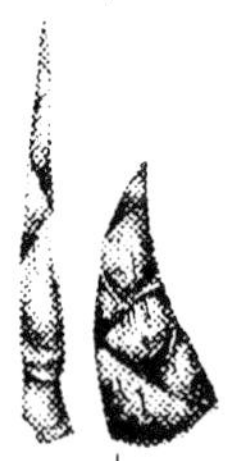

素具有其他兩種色素的兩倍A效力。所幸，絕大多數綠黃蔬菜都含有β葉紅素。

蔬菜的葉紅素含量單位

每一百公克裡的I.U.

紅蘿蔔、紅蘿蔔的葉子	一萬～一萬五千
小紅蘿蔔	九千～一萬
苦瓜、菠菜	七千～八千
蕪菁、芹菜、大蒜	五千五百～六千
芥菜、辣椒	四千五百～五千
紫蘇葉	三千五百～四千
萵苣	三千～三千五百
青椒	一千五百～兩千
蔥（綠色部分）	一千～一千五百
南瓜、芹菜	九百～一千
豌豆	四百～五百
四季豆、蔥（白色部分）、毛豆	三百～四百
芥菜、甘藍菜	一百～兩百
黃瓜、竹筍、白菜、洋蔥	五十～一百
蘆筍、牛蒡、高麗菜、茄子、蘿蔔	○～五十

葉紅素與紫外線

蔬菜所含有的葉紅素，在體內被利用的效率並不高，吸收率平均只有三〇%左右。

站在化學的立場來說，葉紅素是一種非常安定的色素，不可能被空氣中的氧氣所酸化，不會溶解於水中，亦不因烹調而分解，在一般的烹調之下不會有所損失。只是暴露在紫外線之下，就很容易分解，所以在貯藏時，必須注意，勿讓太陽光曬到。

但是，葉紅素很容易溶於油脂。在這種狀態下，最容易被吸收，所以說，烹調時最好多用一點植物油。

容易被混淆的葉紅素與葉綠素

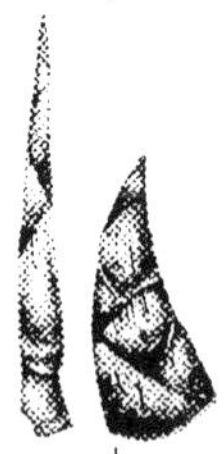

一提起「綠黃色含有很多葉紅素」時，人們往往會誤解地說：「既然，『黃』是所謂的葉紅素，那麼『綠』也不例外囉？」其實「綠」也者，乃是所謂的葉綠素，並非葉紅素，當然也就沒有維他命A的效果了。

由於稱之爲「綠黃色蔬菜」，所以有很多人認爲葉綠素亦具有維他命A的效力。

實際上，含有葉綠素的地方，亦必定含有葉紅素。由於葉綠素的色素遠比葉紅素濃厚，所以即使兩種共存，肉眼也只能夠看到葉綠素而已。

葉綠素與葉紅素共存的證明是：夏天呈爲翠綠色的葉子，一到了秋天時往往會轉變成黃色或紅色。這是由於盛夏的烈陽分解了葉綠素，時節一交秋以後，原本躲藏於葉綠素背後的葉紅素，就會顯露到表面的緣故。

多吃紅蘿蔔

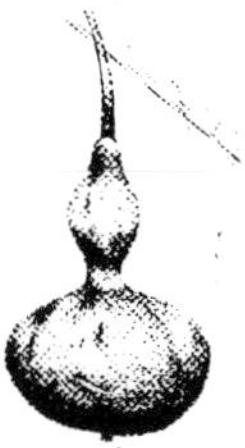

紅蘿蔔包含著很豐富的葉紅素。就算是不曾攻讀過營養學的人，亦知道紅蘿蔔含有很多的營養。

的確，紅蘿蔔除了葉綠素以外，還有葉紅素、礦物質、糖分等的營養素，是一種非常出色的蔬菜。

蘿蔔葉是豐富的葉紅素來源

處處都有，且最容易被人忽略的葉紅素來源，恐怕就是蘿蔔的葉子了。

最近幾年來，我們已經很難見到菜攤販賣有附葉的蘿蔔了。據青果市場的管理人員說，絕大部分的家庭主婦希望把蘿蔔上面的青葉去掉，只把白白的蘿蔔帶回家。這麼一來，菜攤難免會留下衆多的蘿蔔青葉，使他們處理起來倍感吃力，所以他們乾脆請種蘿蔔的農人，預先把蘿蔔葉拔掉。

或許，蘿蔔的葉間有泥沙的話，洗起來很吃力，但這是有代價的，因爲蘿

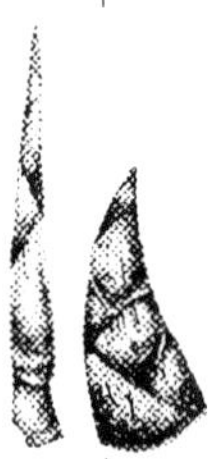

蔔葉含有很多的葉紅素，以及維他命C呢！

只要把蘿蔔葉洗淨，就可用來炒煮，或者用來製造醃菜，味道是很不錯的，把那些有維他命寶庫的蔬菜捨棄，實在是一件很可惜的事情。

或許有人會說：「維他命C是很廉價的營養素，我們大可從蘿蔔以外的食品攝取。而且，一個人體內的葉紅素也不至於不吃蘿蔔葉即陷入不足的狀態，所以大可不必吃那種難吃的青葉。」此言差矣！只要你好好的發揮烹調的手藝，它也不難變成可口的菜餚呢！

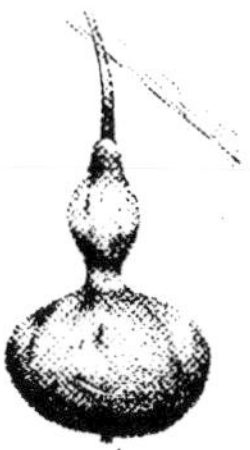

南瓜與地瓜是卡洛里的最佳來源

蔬菜的水分含量多，有些可高達九〇%以上。例如：蘿蔔就含有九三%的水分。我們所以能夠從蔬菜獲得蔬菜汁，乃是它們含有極多水分之故。同時，蔬菜所含有的營養素也能夠溶解於菜汁裡面。

正因爲一般的蔬菜多含水分之故，以致很少含有蛋白質、糖質，以及澱粉等的東西。我們可以斷然地說，它們並非卡洛里的理想來源。

然而，洋芋、地瓜、芋頭、南瓜等，卻只含有八〇%到八五%的水分，比起蔬菜來少了不少，不過它們含有很多的澱粉。

澱粉的含有量，依據品種、栽培條件，而有所不同。以洋芋來說，多者可達到二二%，最少也有十四%澱粉。

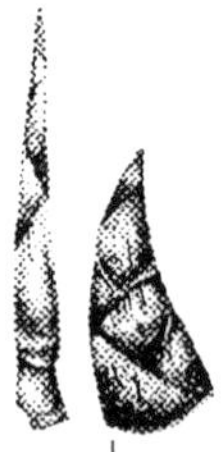

馬鈴薯（洋芋）與稻米的共通點

馬鈴薯是北歐丹麥和德國等人的主要食糧。的確，它與亞洲人主食的稻米有相似的地方。像沒有強烈的香味、甜味，吃起來淡淡的沒什麼味道，以及富澱粉、蛋白質等等。

只是在研究蛋白質的營養價值時，不能只注意所謂的蛋白質含有量，而必須重視蛋白質的內容。關於這一點，馬鈴薯所含有的蛋白質稍遜於稻米所含有者。

然而，這個缺點可由牛奶、蛋等來補充。反過來說，馬鈴薯含有稻米所缺乏的維他命C，可以說是很理想的維他命C的供給源。

德國人所以能日日食之，而不感到厭倦，或許是以上的好處所使然吧！

而且，稻米及馬鈴薯都能夠貯藏一段相當長的期間。稻米只要不使它精白，即可貯藏一、兩年而不致腐壞，只是味道差一些而已。

馬鈴薯由於會發芽，不能像稻米一般貯藏長久，但是也可以放置到翌年長芽以前。馬鈴薯一旦發芽的話，發芽部分將含有毒素，所以必須厚厚的削皮。如果不這樣做的話，根本就無從烹調，味道也會大打折扣。

利用法因品質而有所不同

一提起馬鈴薯，當以男爵薯比較有名。這種馬鈴薯在煮熟以後，會在表面上浮出一層似粉的東西，令人垂涎欲滴。然而，產於溫帶的馬鈴薯卻沒有那麼好吃。

烹調馬鈴薯時，不妨利用各種品種的特點。據我所知，馬鈴薯有粉質與黏質兩種。此兩種的不同處，在於澱粉與蛋白質的含量。

粉質的馬鈴薯含有較多的澱粉，而蛋白質的含量比較少，而黏質的馬鈴薯

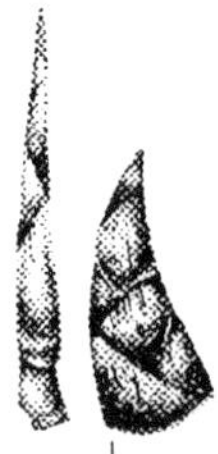

則剛好相反。欲做烤馬鈴薯的話，當使用粉質較好，如欲做烤馬鈴薯片的話，則以使用黏質馬鈴薯比較合適。如此，不但吃起來美味可口，色澤也顯得漂亮多了。

地瓜含有很多維他命C

同樣是薯類，地瓜要比馬鈴薯甜多了，而且又含有馬鈴薯兩倍的纖維，所以很難長期使用，而且吃過多的話，胃部會感覺不舒服，甚至頻頻放屁。

只是一百公克的地瓜裡面就含有三十公絲的維他命C（馬鈴薯的兩倍），又不怕加熱。所以說，它是很理想的維他命C來源。如果是黃色地瓜的話，則可以同時獲得維他命A。

南瓜有豐富的維他命A

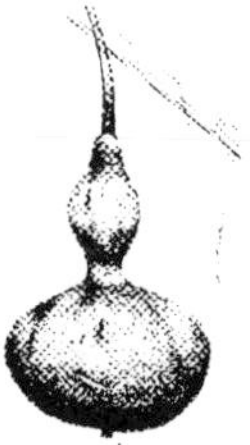

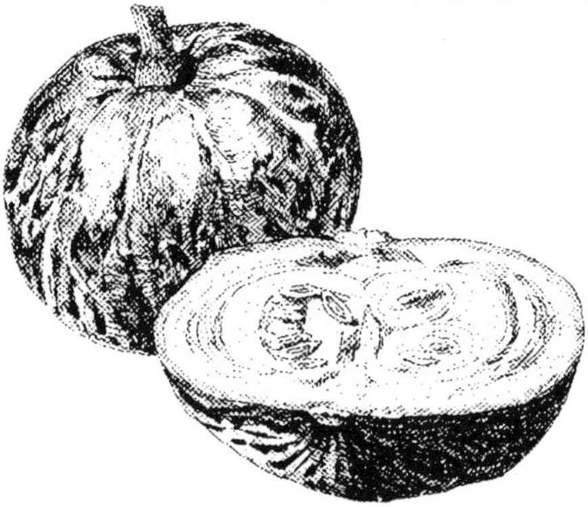

南瓜有好多的品種。有的水分較多，有的呈爲粉質。最著名者爲石南瓜。這種南瓜很堅硬，必須費一番手腳才能剖開，而煮熟之後，還有一些栗子的味道。

有一種很古怪的南瓜，叫做掛麵南瓜，一經烹煮之後，裡面的纖維就會如掛麵一般湧出。這種南瓜往往被用來煮湯。

南瓜的黃色就是葉紅素。所以說，它也是被列於綠黃蔬菜的陣容裡面。換句話說，它跟青椒等一樣，是可以供給我們維他命A的蔬菜。

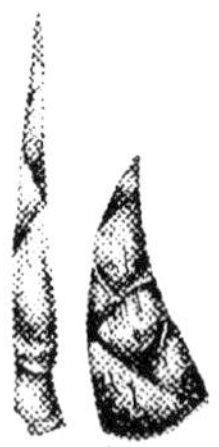

含纖維素多的蔬菜及水果

能夠促進腸部功能的纖維

跟其他食品比較起來，蔬菜及水果的最大特點是：含有比較多的柔軟纖維。纖維雖然不能以直接營養素的狀態發揮它的作用，卻能提高腸部的功能，以及防止便秘等等，具有種種間接性的效果。

有一陣子，果菜汁健康法很流行，很多人都爭先恐後的喝蔬果汁。如果是一般健康人的話，光喝蔬果汁，而不吃蔬菜是不行的。

如果因胃潰瘍等病症，把胃部切除掉，或者胃部變小的話，根本就無法攝食每天所需要的蔬菜，在這種情況之下，當然可以喝一些蔬果汁，補充蔬菜攝取量的不足。

牛蒡與薑之類含有很多纖維，吃太多將使消化器增加負擔。原本薑就不算蔬菜，充其量只不過是調味用的香辛料而已。

纖維與澱粉的不同處

纖維是碳水化合物的一種，乃是蔬菜及水果等植物細胞膜的主要成分，完全不溶於水。其分子乃是眾多葡萄糖（與澱粉相同）所集合的高分子化合物，

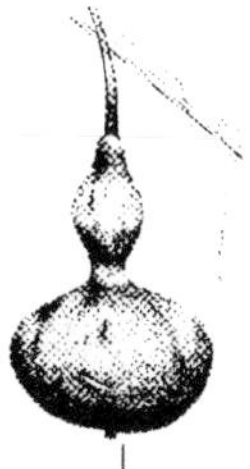

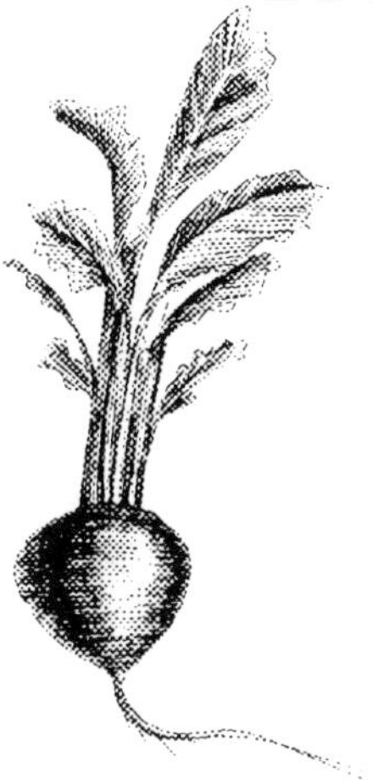

比澱粉的分子稍大一些，而葡萄糖的結合方式也不同。

又如：澱粉是屬於消化酵素，能夠完全的被分解，然而，消化管裡面並沒有能夠分解纖維素的酵素，因此，它在毫無作用

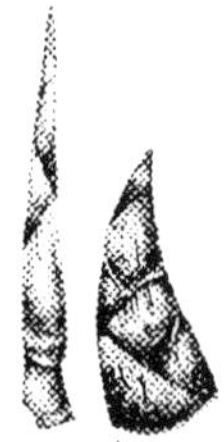

的情況下通過體內。

數年來，專家們都在研究一種能夠分解纖維素的酵素（從細菌分解），以便使含纖維多的食物變爲柔軟。同時，亦在研究以物理處理的方式，把纖維製成微細的粉末，以便充作卡洛里食品的原料。

蒟蒻所含有的多醣類

除了纖維質之外，植物的細胞膜成分之中，還有種種的多醣類（糖質的一種）。這些物質也不受到消化酵素的作用。這種多醣類之中，有一種蒟蒻主成分的「蒟蒻曼南」，據報告說，某種腸內的細胞能夠使它分解。

果膠的任務

蔬菜及水果都含有果膠質。一般說來，急速地成長的新鮮組織中皆有多量的果膠，而未成熟的蔬菜及水果等，則成爲與纖維結合的形狀含著果膠。這種果膠是不溶性的，所以被稱爲初步果膠。

未成熟之蔬菜及水果所以顯得堅硬，乃是含有這種的初步果膠之故。隨著蔬菜、水果細胞的成熟，這種初步果膠就會逐漸的變成水溶性的果膠，水果及蔬菜等，當然也就會變成柔軟了。水溶性的果膠，是製造果醬時最重要的成分。

一經烹調就會被破壞的纖維

纖維質多的蔬菜，只要加水煮一段時間以後，細胞組織就會被破壞，以致變得很柔軟，就連其他的成分也會變成容易被消化與吸收。由此看來，大可不必勸牙齒不好的老年人吃生蔬菜，不妨給他們烹調成柔軟可口的蔬菜。

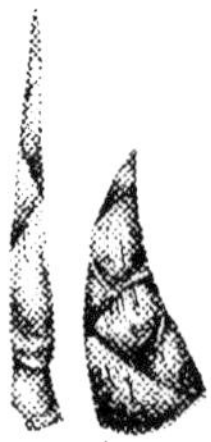

含纖維多的豆類

大豆及小豆均含有纖維質，然而，兩者的食品組織則完全不同。

大豆在外側的種皮部分含有很多的纖維，然而，做爲食用的粒子部分亦有堅硬的組織，所以在烹調之前，必須浸水一夜，使之吸水，等到組織軟化之後，始能夠置於火上煮。可是必須煮一段時間，否則不會變成柔軟。

相對的，小豆的纖維卻集中於種皮的部分，中央部幾乎是由澱粉及蛋白質所形成，所以說，即使浸了水，亦不致變成柔軟。不過，只要加熱種皮就會變軟，當然比大豆更容易煮爛。

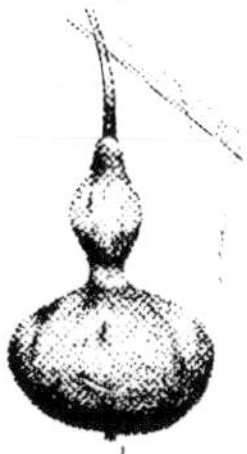

良好蛋白質來源的大豆

含有二基乙酸的大豆蛋白質

前面我們已經說過，大豆等一般的豆類含有很豐富的蛋白質，尤其是大豆，一向被稱之爲「田園之肉」，因爲它具有與肉、魚相似的蛋白質。

一般說來，植物性食品的蛋白質，總是比不上動物性食品的蛋白質。這與構成蛋白質的胺基酸有著密切的關係。

大豆的蛋白質具有植物蛋白質少見的二基乙酸，很遺憾的是；只含有很少的胺基酸。不過這種的缺陷可用雞蛋來補充。生的大豆含有危害人體的蛋白質，所以大豆不要生吃。如今，大豆已經被製成種種的加工食品，因此，只要有效地利用這種蛋白質就行了。

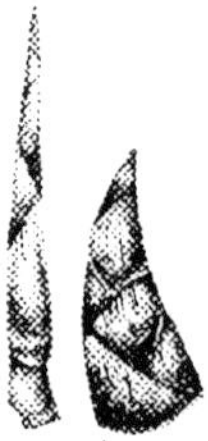

豆腐吸收了大豆的一切營養

製造豆腐的過程是：把大豆浸上一晚的水，使組織軟化後，方才把大豆碾碎（在家庭製造的話，可利用果汁機），再用大豆十倍的水煮過之後，再用紗布濾過。這種白汁就是豆漿，遺留下來者就是豆渣。

大豆蛋白質的八〇%將流入豆漿裡面，即使豆渣也含有不少的蛋白質。豆漿裡面的脂肪則已經變成細細的粒子。

把這種豆漿加入凝固劑，就會變成所謂的豆腐了。在往昔，所謂的凝固劑乃是使用含鎂的無機鹽，近幾年來，方才改用含有鈣質的無機鹽（硫酸鈣）。

大豆蛋白質反應了鎂及鈣質的作用之後，就會凝固起來。所以說，利用硫酸鈣凝固成的豆腐含有比較多的鈣質，營養的含量當然就比較豐富了。

在這種情況下製成的豆腐含鈣量，在每一百公克中可達一百二十毫克。

盒裝的豆腐只含少許鈣質

最近的豆腐，很多是使用蘭克頓的凝固劑製成。那是盒裝的豆腐，吃起來很滑膩可口。由於這種豆腐不加鈣質，所以比不上一般豆腐的營養。

每天最好都吃大豆製品

除了豆腐、豆干以外，大豆製品還有炸豆腐、豆醬等等。總之，良好蛋白質豐富的大豆製品相當多，價格又便宜，不妨多多利用。由於大豆製品是傳統的食物，多數人都熟悉烹調法。那些不吃肉、不吃魚的素食者，最好每天都吃一些大豆製品。如果是老人的話，千萬不要吃太多，最好把它們烹調成淡味。

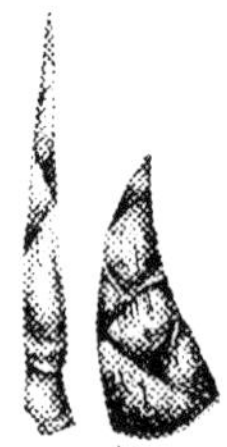

澀味強的蔬菜及水果

蔬菜與水果中不乏澀味強的。這種澀味的成分如果過度強烈的話，將影響到食品的滋味，甚至會使人嚐到那種澀澀的滋味，當然也就談不上美味了。所以，欲吃這種食品的話，必須先把澀味除掉。不過，澀味如果去除得太乾淨的話，風味難免要打一個折扣。由此看來，除澀的工作實在難以討好。

菠菜——菠菜的澀味成分中含有蓚酸。這種蓚酸如果攝取太多的話將造成害處。蓚酸與鈣質結合之後，就會變成所謂的蓚酸鈣。這種鈣很難溶於水中，而且往往會沈於血管等部位，以致形成結石。

所以說，適度的攝食蔬菜只有好處而無害處，但如果每天都大量食用的話，將帶來害處。

對於每一種食物來說，過食與多食都有弊害。古人說：「過與不及皆失中

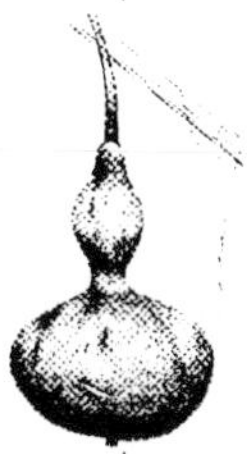

庸之道。」在食生活方面，更要注意到這一點。最好每天都能夠適量的攝食綠黃色蔬菜、淡色蔬菜，以及其他種類的蔬菜，如此就不難維持健康。

竹筍——竹筍的澀味很強，如果不脫澀的話，根本無法食用。然而，那些剛出生的竹筍都很少有澀味，吃起來味道非常的鮮美。

如此這般，剛收穫與放置一兩天之後的味道，往往有顯著的不同，居住在都市裡面的人注定吃不到新鮮的竹筍，當然也就不知道竹筍眞正的風味了。

牛蒡——牛蒡與茄子的澀味，與礦物質、色素成分，以及丹寧等的成分有關係。這一類的蔬菜剝了皮曝露於空氣中時，立刻會變成褐色。如果一面切，一面使它們浸水的話，則澀味將消失大部分，也就不會變成褐色了。

水果——有很多水果也會變成褐色，像蘋果、桃子、枇杷以及香蕉就是。這些水果只要熟透的話，就不會使人感到澀味的存在。假如未熟的話，當然就會有澀味。

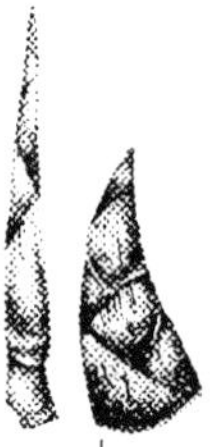

什麼是蔬菜的藥用效果

蔬菜的藥用效果

在嚴重缺乏食糧的第二次大戰末期，以及物資貧乏的光復初幾年，老師以及長輩告訴我們，所謂不能吃的野草只有幾種。於是我們把所有能吃的野草摘下，統統搬到學校。

學校當局在經過一番整理以後，不知道把那些野草送到哪兒去了。後來據報導說，那些野草被研成粉末，混入麵粉裡面分配給大家吃了。總之，在那個時期，我們確實吃過野草。諸如：車前草、蓬草等都可以吃。這些是代表性的可食野草。

在野草之中，確實有很多種具有藥效，像魚腥草能夠治療蟲咬、痱子、皮

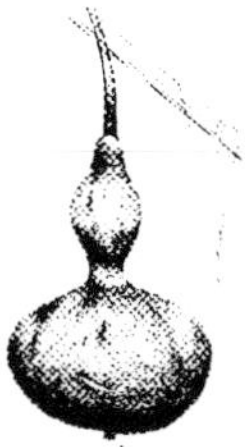

膚炎，龍膽草能夠當成健胃劑等等，簡直多如天上的繁星，不勝枚舉。

在孩童時代，每當到山野間遊玩時，總忘不了順便摘一些回家使用。在那個時代裡，每一個家庭都備有這種草藥，以便臨時之需。

能夠促進消化的蘿蔔與山藥

不僅是野草而已，幾乎全部的蔬菜都具有藥用效果。

例如：像蘿蔔及山藥一般，含有澱粉（能夠把澱粉糖化的酵素）的蔬菜，可能真的具有藥用效果。學者已經證明了蘿蔔的糖化酵素具有藥效。

如果你消化不良的症狀，能夠在米飯裡面加一些山藥（含有很豐富的消化酵素）的話，不但美味可口，而且可以助長消化。不過，這種酵素一旦加熱後就會失去作用，所以最好採取生吃的方式。

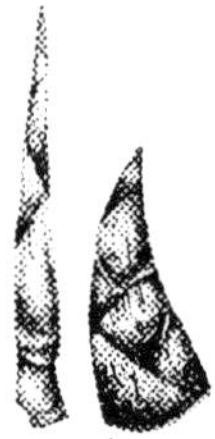

菇類具有什麼效用呢？

「香菇爲萬味之王」，自古以來就有這種說法。的確，香菇是菇類之王，因爲其芬香之味，沒有任何一種菇類能出其右。

不過話又說回來，香菇是一種高級食品，價格高昂，同時，在都市裡能夠購買到的菇類，已經不是自然生長於松林的那一種，絕大多數是經由人工栽培。這種香菇看起來很清潔，烹調起來也便捷，然而有利就有弊，它再也不含有往日菇類所特有的美味了。

爲何乾香菇比較好吃

香菇有乾濕兩種。在香味方面來說，乾香菇較強。這種芳香的成分被稱之爲「倫智奧寧」，生香菇含有產生「倫智奧寧」的成分，當加熱使之乾燥時，由於酵素的作用，這種物質會被分解出來，當然也就會產生「倫智奧寧」了。

在往昔，香菇的乾燥法，一直使用自然乾燥法，完全依靠太陽作業，所以逢到天氣不佳時，香菇往往會長出霉，以致風味受損，得不償失。所以到了最近，都一律使用火力乾燥法。

香菇美味的秘密

香菇的美味，乃是一種接近柴魚成分的物質，換句話說，乃是由核酸素鮮味成分的「瓜尼魯」酸所使然。

天然食品中所含有的美味成分中，計有海帶的谷氨酸、柴魚的肌醇酸，以及香菇的「瓜尼魯」酸，以及貝類的「哈克」酸等。

這些鮮味都有它獨特的特徵，絕非人類所製造出來的鮮味所能比擬的。例如化學調味料的味精的鮮度雖然很強烈，但絕不能跟天然鮮味（例如使用海帶

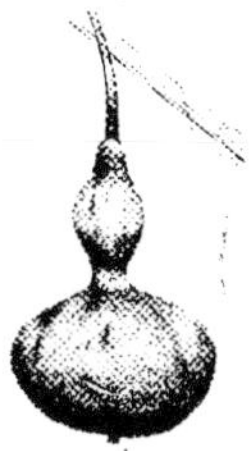

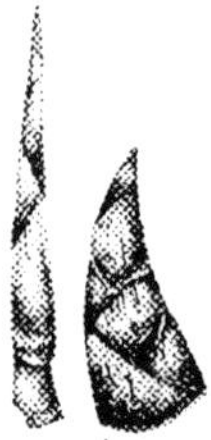

熬出來的鮮湯）同日而語。因爲化學調味料絕對熬不出這種食品所具有的風味。

不能過分期待香菇的維他命D

因爲香菇採用了人工乾燥法，是故，再也不能夠有如往日的香菇一般，用來治療佝僂病。換句話說，香菇原本含有所謂eygosterol的物質，此種物質一旦接觸到紫外線之後，就會變成所謂的維他命D。不過必須在天氣乾燥之下，方才會有很多的維他命D出來，變成維他命D的大量供給源。但如果採用火力乾燥的話，則無法產生維他命D。

所幸，不管我們吃不吃香菇，體內仍會不斷的製造出eygostorl，而只要我們稍微曬太陽，這種物質就會變成維他命D。因此，不至於罹患維他命D的缺乏症。

除此，那些每年所舉行的營養學會中，始終有所謂香菇及膽固醇的報告。

在此之前，我們已經知道香菇能夠降低血液中的膽固醇。針對這一點，學者不斷的研究，終於獲知具有降低膽固醇的物質，原來就是所謂的「愛利達德寧」。

只是，光吃香菇的話，很難獲得這種特效性。

枸杞、綠藻的功能

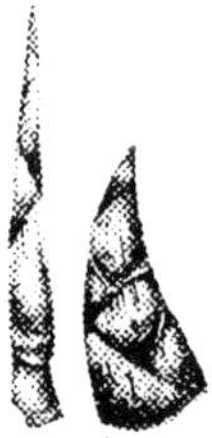

以強壯劑而具人望的枸杞子

枸杞的嫩葉可以用來炒飯、泡茶，及當成蔬菜吃。至於熟透的枸杞子則可用來製造果實酒。

枸杞子含有yutin等特殊成分，中藥方面，一直把它當成強壯劑及血管強化劑。到了最近，雖然已經沒有了往日一般的枸杞熱潮，但是它仍然受到大眾的歡迎。

營養價值高的綠藻

綠藻生長於淡水裡面。它利用二酸化碳素（碳酸瓦斯）、水，以及太陽光線，並依靠葉綠素的作用，製造出有機物。以成分來說，尤多含蛋白質及維他命類。而且，這種的蛋白質的胺基酸組成與動物性蛋白質相似，營養價值可說非常的高。

然而由於綠藻的細胞膜很堅硬，不容易消化之故，時至今日，我們仍不明瞭它在人體內被利用的程度。

同時，由於綠藻的風味不好，又具有特有的味道，所以很難以被當成大眾化的食物。不過，由於它的營養價值很高，所以各國都在研究實用化的方法。

【第四章】

如此烹調，蔬菜就會變得可口

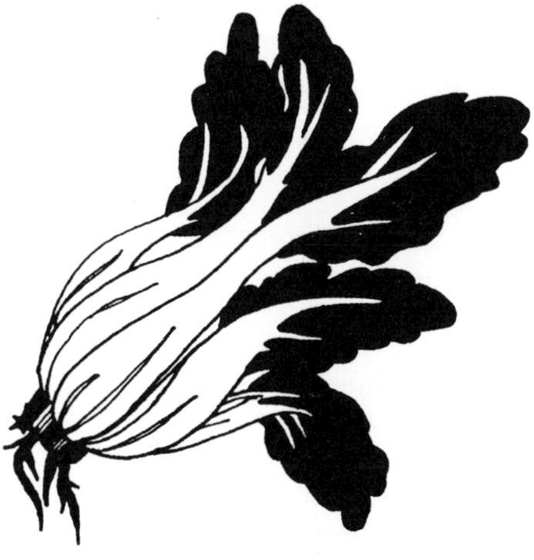

新鮮蔬菜的選擇法

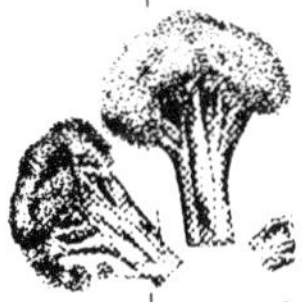

蔬菜的新鮮度就是它的生命

蔬菜的生命在於它的新鮮度。其中雖然有的如洋蔥、馬鈴薯一般，可以保存一段相當的時日，然而絕大多數的蔬菜一旦失去新鮮度之後，味道也會跟著改變，不是澀味變強，就是吃起來老老澀澀的。

那些從土質良好所收成的蔬菜，不僅色澤佳，充滿了翠綠之氣，且含有很自然的香氣，從營養方面來說，這種蔬菜含有很豐富的維他命C，所以不必加入太多的調味料，即可使人品嚐到自然含有的香醇。

蔬菜的選擇方法

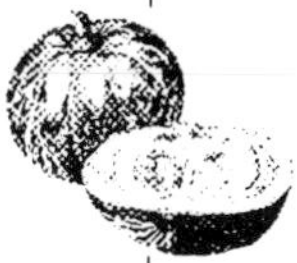

青椒——含有很豐富的維他命A、B、C，那種鮮麗的翠綠色能夠有效的襯托出每一樣的菜餚。以外形渾圓，富有光澤，飽滿而肉厚者爲佳。

最近所謂的室內栽培法大行其道，以致價格相當的便宜。只是室內栽培的青椒所含有的維他命C較少。總之，還是露天栽培的濃綠色青椒比較好。

油菜——這是比較安定的綠黃色蔬菜，一直受人喜愛。尤其是冬季的油菜更具有濃厚的綠色，菜葉也變成柔軟而肥厚，風味也比其他冬季蔬菜勝一籌。選購時，最好避免混有枯葉，同時也要看水分含量是否較多。如果枝葉都很肥厚的話，可以連莖部一塊吃。

菠菜——現在差不多一年到頭都可吃到菠菜。它跟油菜一樣，是食桌上不可或缺的菜蔬。那些很粗大的菠菜以及中等程度的菠菜，都不及枝葉小的菠菜好吃。當然，菜葉以充滿水分、翠綠者最爲新鮮。那種前一天賣剩的菠菜往往以一半的價錢出售，如果是基於維他命C的含量來說，購買這種便宜蔬菜，往

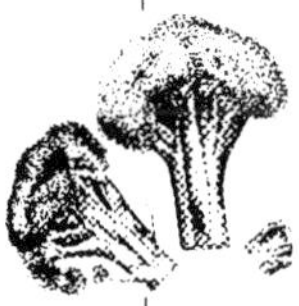

往是一種無形的損失！

紅蘿蔔——這也是一種不可或缺的綠黃色蔬菜，由於鮮度比較容易保存，所以最好常備著它。紅蘿蔔不僅可以用來烹調素食，也可以用來製造沙拉，以及炒煮等。有種顏色特別鮮艷的櫻桃蘿蔔，最適合用來襯托各種菜餚，唯一的缺點是價錢比較昂貴。

雖說紅蘿蔔容易保存，然而放置過久，一樣很可能會變成多筋，吃起來也就格外難吃。選購時，最好選擇表皮光滑而鮮嫩的，尤其是大型而豐滿者最好。

高麗菜——春季的高麗菜比較柔嫩，最適合生吃，但是，一到秋季的高麗菜卻比較堅硬一些，比較適合煮來吃。不管是春季或秋季，最好選擇捲得緊，表面呈綠色，中間呈白色，拿起來比較沈重，且含水分多者爲上乘。

那種拿起來很輕，捲法不良者爲壞掉的證據。這種高麗菜不是中間有蟲，

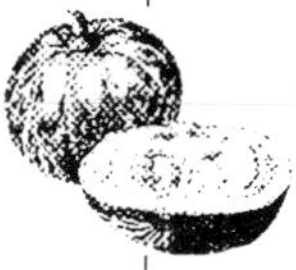

就是有某種毛病。另外，像根部的切口黏滑、顏色怪異者也必須避免。使用之後，殘餘下來的高麗菜，最好放入塑膠袋，保存於冰箱裡。

黃瓜——在往昔，黃瓜屬夏季蔬菜，最近由於有了室內栽培法，差不多一年四季都可以吃到黃瓜。不過，還是以夏季收穫的黃瓜比較美味。黃瓜的使用範圍甚廣，像做沙拉、冷盤等，都少不了它的點綴。

說來說去，黃瓜還是以生吃最爲理想，如此所能攝取的維他命也特別的多。選購時，必須挑選含水分較多，以及上面的刺比較銳利者，如此就可獲得新鮮品了。即使外表顯得彎彎曲曲，但其成分及味道皆不變。

豆芽菜——這種蔬菜是大豆、綠豆等發芽製成的，它所含的維他命C特別多，因此，新鮮是第一要件。如欲放置一天的話，往往會變色。這是新鮮度已經降低的證明。菜販所以把豆芽菜放入水裡面，不過是想保持長久點而已。

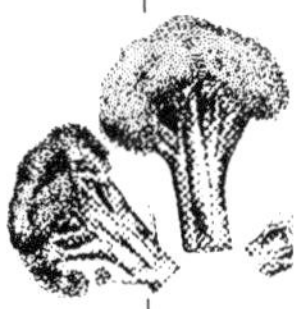

蔬菜上乘的保存法

以購買應季的蔬菜爲第一條件

剩餘下來的少許蔬菜，如果保存良好，而且種類不繁多的話，可以用來煮咖哩飯，或者沾上麵糊油炸，就像地瓜之類的多澱粉類，亦可用來油炸，千萬不要輕易的丟棄。

爲了維持經濟方面豐富的生活，必須把蔬菜上乘的保存起來，有效地加以利用，這是一件極爲重要的事情。爲了達到這個目的，必須使用應季的蔬菜。

就像是溫室栽培的蔬菜，只要過了應季的最盛期，無論是新鮮度或味道都會差一級，價錢當然也會便宜很多。只要訂下一週所需的用量，以及各種利用蔬菜烹調的菜餚，再加上兩、三天份的應季蔬菜，就可幫你不少忙，至少，不會使你手忙腳亂。

決定保存蔬菜的場所

大型冰箱差不多都有蔬菜專用櫃，那兒的溫度調節總是調節到適合蔬菜的程度。擁有這種冰箱固然很方便，但如果沒有蔬菜專用櫃的話，則必須把溫度調節到攝氏十三度左右。這樣的話，則可以輕鬆把蔬菜保存一段時間，還不至於損失到維他命類。

又如：像芋頭類及洋蔥等的蔬菜，並不一定要放置於冰箱裡面，只要放置於太陽照射不到的陰涼處，就可以保存上一段時間，可以說是不需要冰箱的蔬菜。

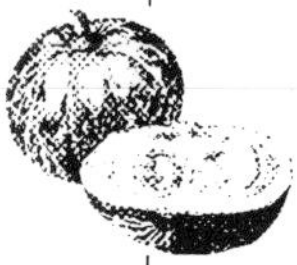

可以保存於陰涼處的蔬菜——芋頭、南瓜、洋蔥、高麗菜、蔥、白菜（可用舊報紙包起來）、花菜、蘿蔔、牛蒡、紅蘿蔔、蕪菁、蓮藕等等。

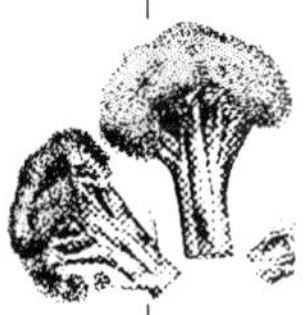

必須保存於冰箱裡的蔬菜——薑、生香菇、四季豆（以上的蔬菜可收入塑膠袋裡面保存）；茄子、黃瓜、青椒、檸檬、芹菜、菠菜（以上的蔬菜洗過之後，放入塑膠袋裡保存）；水果（只有香瓜放入冰箱後會變黑，所以還是不放入比較好）。

方便的蔬菜用櫥

一般的家庭都以菜籃裝蔬菜，或者把它們放置於竹簍裡面。這麼一來，有時會忘記蔬菜所放置的地方，不但不合乎經濟原則，同時也會使人無法整理廚房。所幸，最近有一種收容蔬菜及水果的櫥子問世，帶給我們不少方便。這種菜櫥只有小型冰箱一般大小，分成多層，有如抽屜般可以抽出來，當然也可以收容相當量的蔬菜及水果。

同時，底部及側面裝有鐵絲網，空氣流通良好，不必擔心蔬菜及水果被悶成萎黃色。一經收納之後，內部就會變暗，所以芋頭、洋蔥，以及南瓜就算不包起來，也不至於變質，而且，每個抽屜可收納不同的蔬菜，所以不必費心思去找尋，一開櫥門就可以拿到需要的蔬菜了。

據使用過者的經驗透露，他們不曾找到蟑螂或蒼蠅之類的害蟲，時時都能夠保持蔬菜的清潔。同時，櫥子上面又可以用來裝醬油之類的調味品，可以說已經達到一物兩用的目的。

有了這種菜櫥之後，不但能夠合理的收納蔬菜水果，而且，廚房整理起來也比較方便。

冬季蔬菜保存法

冬季的蔬菜種類比較少，價錢也可能貴一些，因此，方便保存的蔬菜，最好在價廉時多購買一些。冬天的氣溫比較低，蔬菜自然可以保存比較長的時

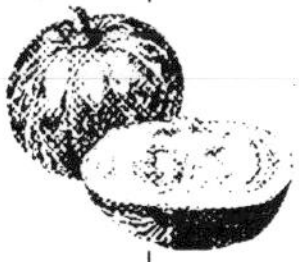

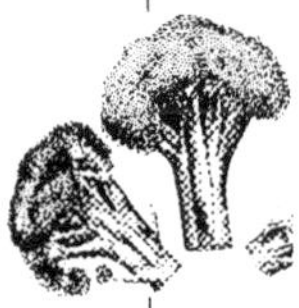

間。只要稍微留心一些，就不怕冬季裡沒有足夠的蔬菜可吃。

白菜——不但可以用來醃漬，也可以用來煮火鍋，以及炒煮等等。選購時，必須看顏色是否白潔，拿起來是否比較沈重，葉部纏繞得是否很緊，以及沒有斑點等等。那種葉上有斑點、切口已經變色者，便意味著不夠新鮮。秋季時白菜最味美，不妨多購買一些以便保存。

保存之時，務必注意不要使寒氣浸透，並避免曬到太陽。充分除去水分以後，用紙包好，再裹以舊報紙，只要放置於冷暗處，就可以保存一段相當長的時間。

蔥——去掉水分之後，用報紙包起來，再裝入紙箱裡。如果有庭院的話，可以把它們埋入土壤中，如此就可以保存更長的一段時間。

蘿蔔——白潤而有光澤，拿起來比較重的，是比較好的蘿蔔。沒有光澤而肥大者，表示中空，必須注意。縱使已經使用了一段，仍舊要用報紙包起來保存。這時，必須把葉子拔掉，否則將影響到蘿蔔的風味。

馬鈴薯——最好選不帶青味、圓型、表皮光滑的那一種。如果直接曝曬於日光下，馬鈴薯的外表就會變成綠色，味道也將大打折扣。保存時，最好放入較陰暗，以及通風處。早收的馬鈴薯多水分而帶黏性。相對的，長久放置於土壤中的馬鈴薯卻含水分少，吃起來比較乾爽可口。所以說，最好選擇適合上述兩種馬鈴薯的烹調法。

洋蔥——不僅是西式菜餚缺少不了它，就是中菜也經常用到，不妨常備一些。如此就會感覺到方便不少。

秋季收穫的洋蔥比較容易保存，五月左右收穫者就比較難以保存了。最好選購乾燥、外皮濃褐色、具有光澤的那一種。過了冬季之後，則會發芽，往往變成中空，非格外注意不可。

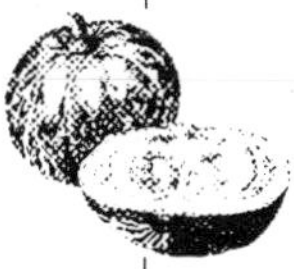

香菇——新鮮的香菇傘內側很容易變色，所以最好早日食用完。至於人工

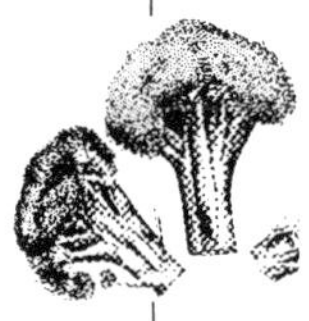

乾燥過的香菇，一到了黃梅季節時往往會長霉。爲了防止長霉，必須把它們放入冰箱裡面保存。

山芋——除了山野自生的野山芋之外，還有人工栽培的山芋。山芋以圓型芋的品質最好，只要放入穀殼裡面，就可以長期保存。

萵苣——綠葉未結球者，通常被稱爲沙拉用萵苣，這種萵苣不能保存。如果是球型萵苣的話，則必須把水分完全拭乾，包在油紙裡面，就可冷藏。

芹菜——如果太多，不能一次吃完的話，不妨把葉子摘掉，一根一根地剝下，包在塑膠袋裡面收藏，就能保存一段相當長的時日。如果不把葉子剝下來的話，全體會變成非常的乾燥。芹菜的用途非常的廣泛，甚至連芹菜葉也可利用。

葉菜類——油菜、菠菜等的葉菜類，必須用紙把葉部包了起來，然後把根部浸水。或者先用清潔的紙包了起來，再裹以吸過水的報紙，最後裝入塑膠袋裡保存。

家庭能夠自製的蔬菜冷凍食品

最近三門冰箱逐漸增多，於是有很多人自己製造所謂的冷凍食品。然而，欲製造冷凍食品，並非把食物放在冰箱裡就可以了。因爲有一些食品冷凍過度之後就不能吃。有一些食品一經冷凍，成分就會產生顯著的變化，甚至變成難以下嚥。還有一些冷凍方式不佳，即會使人感覺到不合衛生之道。所以說，必須在知道各種食品的特質之後，方才能夠著手冷凍的工作。

家庭用冰箱的溫度

冰箱的溫度必須在零下十五度以下。在這種溫度之下，不僅食物的成分會變化，風味也會變差。同時，由於組織中冰的結晶成長之故（溫度越低，越會形成小的結晶），組織會崩壞，當然，解凍時復原性就會轉爲惡劣。

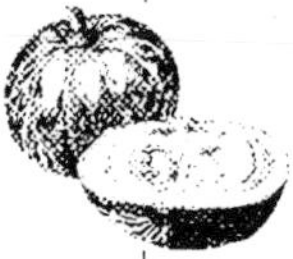

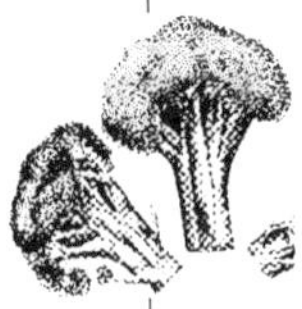

如果是蔬菜的話，會變成黏黏的；而如果是肉及魚的話，則會發乾。如今，家庭用冰箱及冷凍用冰箱的溫度，都在零下十五～十八度之間，如果正在冷凍的食品周圍有很多冰結晶的話，顯示這個冰箱的溫度並不適當。

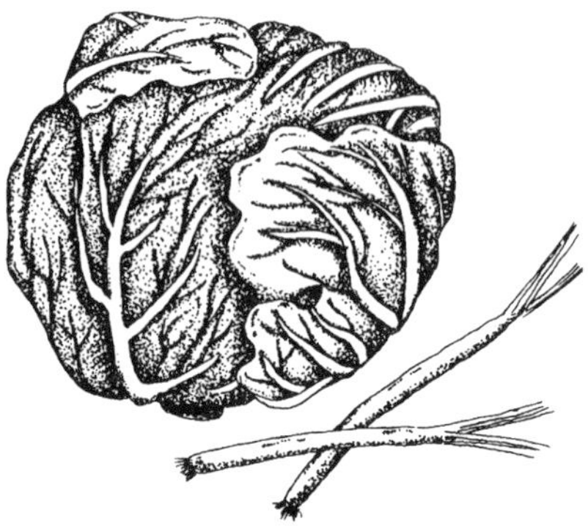

蔬菜的冷凍與解凍的方法

如果把生蔬菜冷凍的話，它們的纖維就會變堅硬，組織也會跟著崩壞，所以最好約略的用滾開水燙過之後，再放入冰箱冷凍。假如把一次所用的分量，分別用塑膠紙包起來的話，則又可以防止變質。

不過話說回來，縱然冷凍的方法很

理想，然而，只要解凍不得要領，就會變成非常難以下嚥，甚至壓根兒不能食用。冷凍蔬菜必須迅速的加熱解凍，才能夠保持原來的風味。下面就是各種蔬菜的冷凍法及使用法。

菠菜——匆匆的放進滾開水裡面燙一下，然後放入冷水裡面絞乾，才放進冰箱冷凍。欲使用的話，可以從冰箱裡面拿出來，很快的放入沸騰的水裡面燙。

豌豆——匆匆的放進滾開水裡燙，待冷卻後方才放入冰箱裡面。如果烹調上需要的話，可以把它切成小段之後冷凍，如此使用起來比較方便。欲煮或炒的話，可以直接把它們放入鍋裡。

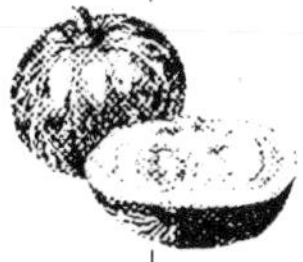

毛豆、蠶豆——匆匆用滾開水一燙，待冷卻之後放入冰箱裡面冷凍。欲煮炒的話，可以從冰箱裡取出之後，直接放入鍋裡面，如此較爲可口。

馬鈴薯——切成小片，放在滾開水裡燙上兩、三分鐘，冷卻後，再放入冰箱裡面冷凍，這是西洋菜餚的最好配料。欲使用的話，可以從冰箱取出，直接用沸滾的油炸好，或炒好之後，再加入一些胡椒、鹽等的調味料。

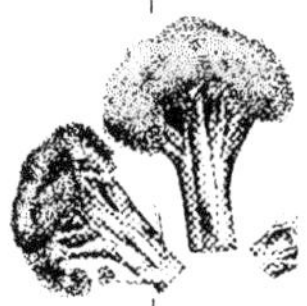

洋蔥——略微炒過之後，使它冷卻，然後放入冰箱裡面冷凍。不過，由於脂肪分的酸化比較快速，必須在一個月內食用完。欲煮湯的話，可以直接把它們放入湯汁裡面，再加溫即可復原。

如果切成小片，浸水絞乾再冷凍的話，香氣雖然會消失一些，然而，卻能夠用來夾漢堡。由於切得很細，很快的就能夠在室溫中復原。

紅蘿蔔——切片匆匆燙幾分鐘，去掉水分，待冷涼了之後，即可放入冰箱裡面冷凍。使用之時，必須改放於室溫之下，待復原後再行烹調。

香菇——把它煮成半甜半鹹，待涼了以後才冷凍。欲使用的話，可以放置在冰箱的最下層，使之復原再用。乾香菇在經過梅雨期後，往往會長出黴菌。如果採用冷凍的話，就不必擔心會長出黴菌了。

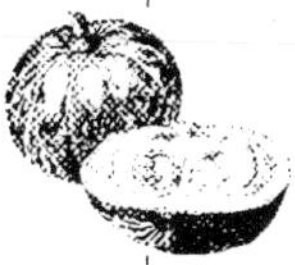

大豆、小豆——煮成十分柔軟之後，連同湯水一起放入容器裡面冷凍，欲使用時，可以連同容器浸入熱水裡面，使之復原，然後再行烹調。大豆煮起來相當耗費時間，如果一次能夠煮多一點的話，即使冷凍之後，風味及成分也不至於改變。

玉米——剝下外表之後，在滾水裡燙上幾分鐘，待冷卻之後，才放入冰箱裡面冷凍。欲使用時，不必等它復原，可以直接的放入鍋裡烹煮。

水果——把生的水果切片，放入冰箱裡面。這種水果在夏天尤其受到歡迎。

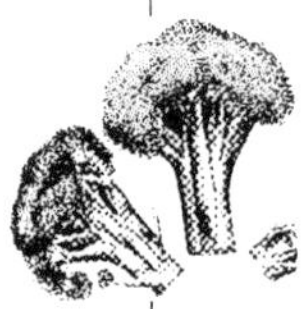

美味地吃蔬菜的秘訣

新鮮度就是蔬菜的生命

剛剛採收下來的蔬菜具有一種香醇味，吃起來不但香脆，口舌的感觸也非常好，絕不會使人感覺到纖維太多，難以下嚥。如果自己有一片菜園的話，不時都有新鮮的蔬菜吃，這不是很理想的一件事情嗎？

待冷後才吃

生蔬菜冷卻之後，不僅看起來色澤新鮮，吃起來也非常的爽口，當然就會誘發人們的食欲了。不過，切細而冷卻了一段長時間之後，由於接觸空氣的面積很大，以致會損失很多的維他命C。那些必須切細烹調的高麗菜之類，在冷藏之時不要切，最好等到要吃時才切細。如果先切細再浸水的話，則水溶性的維他命C將會流出，損失就巨大了。

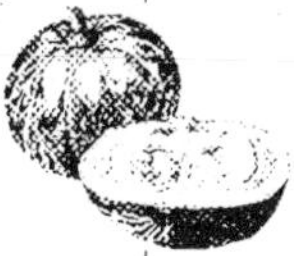

最好瀝乾水分

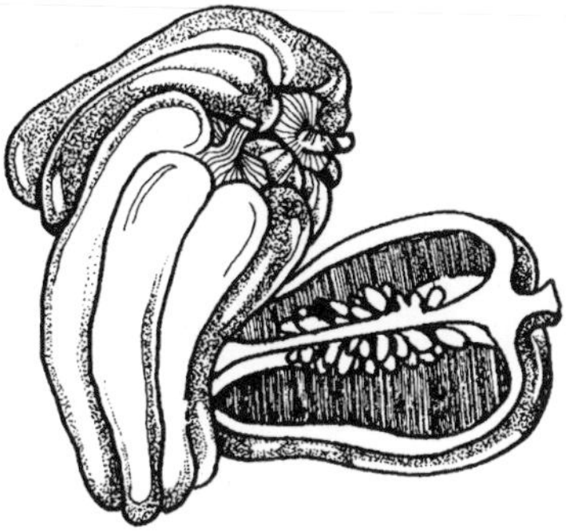

或許有不少人經驗過這種事情。那就是：當你在一盤很漂亮的沙拉上加配料時，立刻產生很多的水，於是，一盤漂亮的沙拉被破壞殆盡了！

爲了去掉水分起見，有些人用布把蔬菜葉上的水分擦乾。不過在這樣做以前，必須把那一塊布煮沸消毒。

最好的方法是：多做一些佐料之類。在

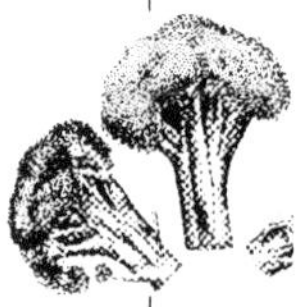

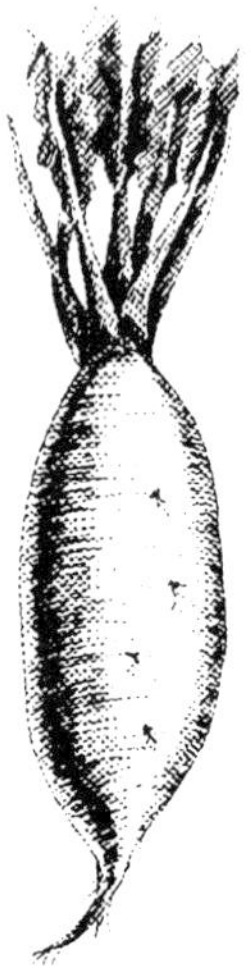

用碗盛沙拉之前，先把黃瓜、萵苣等材料放入碗裡，再放入少許的佐料，然後把這些下了佐料的沙拉放在竹簍裡，如此一來，多餘的水分就會流走，沙拉本身只會沾上沙拉醬而已。

接下來，把這些沙拉盛到食桌上面，吃起來當然會覺得美味多了。如果是含水分特多的黃瓜，或者萵苣，不妨先加一些鹽（材料的〇・三%～〇・五%）、胡椒、醋，或者檸檬汁（材料的三～五%），然後把分泌出來的水分去掉，最後，再加添一些佐料，就可以裝盤。如此就不會有過多的水分了。

注意材料的配合

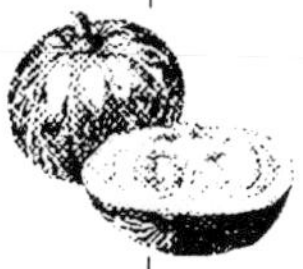

蔬菜的色彩鮮麗者居多，雖然如此，如果配合不當的話，不僅不能惹眼，甚至引不起人們的食欲。

除此，像堅硬與柔軟材料的搭配、切法與調味也必須注意。如果想在馬鈴薯沙拉裡加入黃瓜的話，必須把黃瓜切成薄片，加上一些食鹽，再濾掉水分，如此就可以使它們調和了。

如果要在沙拉上面澆檸檬汁或醋的話，最好不要把蔬菜盛在鐵製容器上面，這麼一來，不是蔬菜會變色，就是風味會改變。最合適的容器是陶器或玻璃製容器。

製造美味沙拉的訣竅

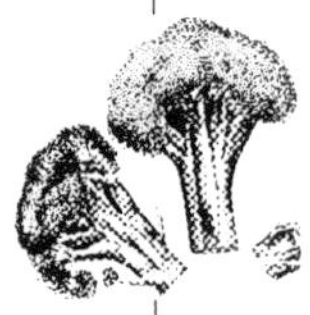

餐食中加入一碗沙拉的話，將使人產生一種爽快的食後感，渾身會感覺到相當的舒服。下面就是製造美味沙拉的訣竅。

佐料能夠決定風味

佐料是決定沙拉風味的最大因素。基本佐料有法式淋汁、沙拉用油、醋、鹽，以及胡椒等。

什麼是好沙拉用油？

在談及佐料之前，讓我們先來說一些有關沙拉用油的種種。所謂的沙拉用油，是指高度精製過的食用油，不但沒有味道，色澤也良好，即使在冬季冷藏，也不至於變成混濁，而且又具有獨特的風味。

在往昔，所謂的沙拉用油者，不外是指橄欖油，並且以橄欖油爲最上品，然而，現在的綿子油、大豆油、菜子油、玉米油、芝麻油、花生油等，由於脫臭、脫酸、脫色等的精製技術非常進步，已經滿足了沙拉油應具備的條件。

法式淋汁的做法

A種：沙拉用油一五〇CC，醋五〇CC，鹽三公克，胡椒少量。

B種：沙拉用油一〇〇CC，醋五〇CC，鹽兩公克，胡椒少許。

沙拉用油的用量，只要佔蔬菜分量的十～十五%就成；醋則A種佔三～五%，B種佔五～八%；鹽則佔〇・五～〇・八%。

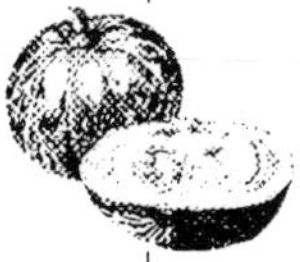

醋的種類繁多，可依個人的愛好使用酒醋、蘋果醋、通常的醋（釀造醋、合成醋）、麥芽醋，以及橘醋等等。

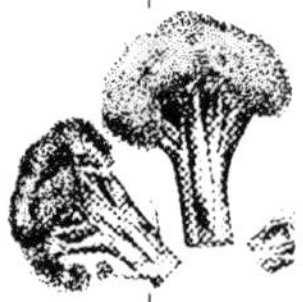

材料的變化

如果把法國淋料再加以香辛料及調味料的話，風味就會整個改變過來。下面介紹幾種淋料的變化。

加入蕃茄——把熟透的蕃茄切成豆粒大小，混入沙拉裡面。

加入洋蔥或芹菜——兩樣都切成細片，加入生菜裡面。

加入咖哩——可誘發食欲。

加入蘋果——剝去蘋果皮，再磨成泥，加入沙拉裡面。

加入乳酪——乳酪摻一些鹽、醋、沙拉用油等，充分攪拌之後，加入沙拉裡面。

加入薑——薑切成細碎片，加入沙拉裡面。

加入芥粉——辣辣的味道，最受成年人歡迎。

加入醬油——這是中國式吃法。
加入蕃茄醬——顏色與甜味是它的特徵。
加入蜂蜜——最受孩子及愛好甜食者的歡迎。

用來陪襯沙拉的食品

乳酪——所謂的乳酪，計有：自然乳酪、藍色乳酪等多種。以藍色乳酪最能夠配合沙拉。
水果——香蕉、鳳梨、蘋果，以及橘子等，皆具有複雜性酸味及甜味，配合沙拉最恰當不過了。
酒類——白葡萄酒、白蘭地、萊姆酒等，都可用來攪拌佐料。
素火腿——最適合用來襯托馬鈴薯沙拉。使用之前，最好潑上熱滾的開水，以策安全。

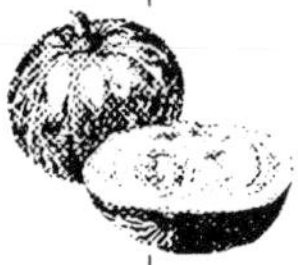

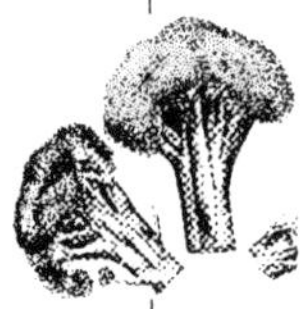

素醃肉——用油炸一下，或者匆匆燙一下。然後與沙拉攪拌在一起。同時也可以用來襯托白菜沙拉。

素雞——蒸過以後，切成細碎片，即可摻入沙拉裡面。

素臘腸——爲考慮到衛生上的問題，必須用火炒過。然後切成細片拌入沙拉裡面，風味頗佳。

蛋——煮熟後，把蛋白與蛋黃分開來，弄成碎片後拌入沙拉裡面，不僅色彩很美，風味也不錯。

素蝦——燙一燙，切成細丁，無論色、香、味皆佳。

橄欖——洗一些熟透的黑橄欖，加上一些紅椒切丁，如此將產生色、香俱上乘的一道沙拉。

能夠用來製成沙拉的蔬菜

沙拉的材料並不只限於生的蔬菜，即使烹調過的蔬菜也可以利用。像花菜、高麗菜、蘆筍、香菇、白菜、蕪菁、馬鈴薯、四季豆、紅蘿蔔、青椒、菠菜等都可以派上用場。

具有代表性的三種蔬菜

綠色蔬菜——使用結球萵苣等蔬菜與蘿蔔、芹菜、豆苗等配合，並用法國佐料調味。

高麗菜沙拉——把高麗菜切成細絲，再用法國佐料調味。如果要有所變化的話，不妨加上水果、青椒、紅蘿蔔、以及橄欖油、蛋黃醬之類。

馬鈴薯沙拉——把馬鈴薯煮熟，趁熱把皮剝掉，切成自己所喜歡的厚度。再用法國淋料調味，以及加上一些素火腿、紅蘿蔔、黃瓜、蛋黃醬等。

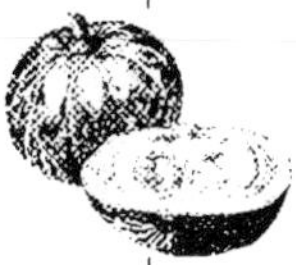

冬天更非吃蔬菜不可

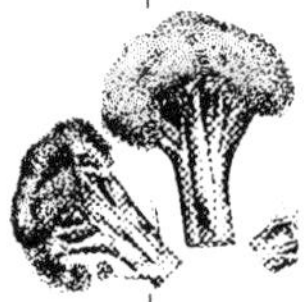

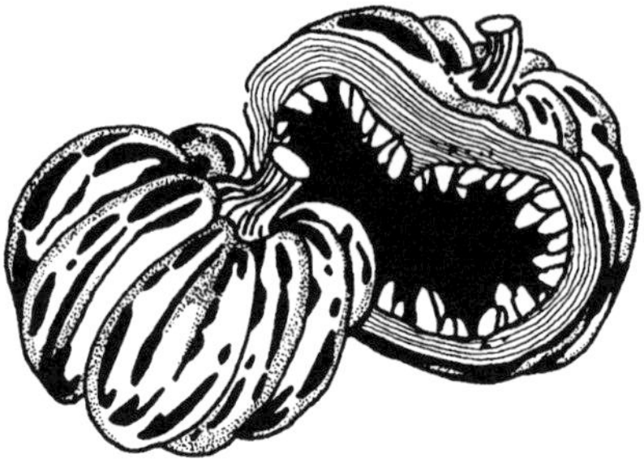

冬季由於蔬菜比較少一些，價錢方面難免會稍微提高一些，尤其是萵苣及芹菜更會身價百倍。因此，有些人在冬季根本就不做沙拉。然而，像應季的白菜及蘿蔔並不會漲價，何以不利用這些蔬菜做冬天的沙拉呢？下面，我們就要介紹兩種使用蘿蔔及白菜製造的沙拉。

蘿蔔沙拉——剝掉蘿蔔的外皮，切成細絲。再把一顆蘋果洗乾淨，連皮切成薄的梳子型。然後把蘿蔔及蘋果攪拌在一起，淋上一些醋，以及沙拉醬。如果感覺顏色不夠鮮艷的話，不妨加上一些紅蘿蔔絲。

白菜沙拉——把白菜一葉一葉地剝下，並把菜葉與梗分開來切。梗向縱方向切成細絲，葉則用手撕成一口大小。加上少許的醋以及沙拉醬，再盛裝在盤子上面。

周圍可放置一些罐頭裝的水蜜桃，如此就會顯得彩色繽紛。由於白菜吃起來比較清淡，不妨多加一些沙拉醬。

在冬季裡，除了蘿蔔與白菜之外，尚可獲得花菜、蕪菁、馬鈴薯，以及高麗菜之類。所以說，在冬季也可以吃到很不錯的蔬菜。

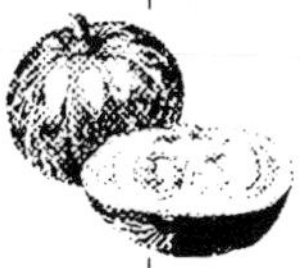

如何去吃蘿蔔的葉子

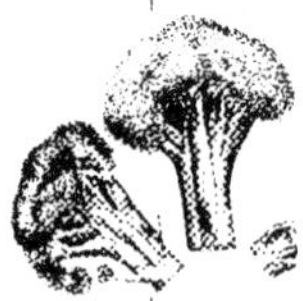

「把蘿蔔的葉子丟掉感覺可惜，然而，卻不知道如何使用它們……」相信諸如此類的人一定不少。

尤其是居住在都市的人們，更必須努力去學吃那些可食而一向丟棄的東西。蘿蔔及蕪菁葉含有很多的維他命A，丟掉了實在可惜。下面我們將介紹蘿蔔葉、芹菜葉，以及蕪菁葉的利用法。諸如此類的葉子經過了一天後就會發硬而乾燥，所以必須趁新鮮時食用。

蘿蔔葉的利用法

醬醃——新鮮的蘿蔔葉尖總是比較堅硬，所以必須先把這個部分切掉。其餘的部分則可以在洗淨之後，切成三、四段，用熱開水燙過，再瀝掉多餘的水分。如此一來，就可以放入醬類中醃漬了。如此醃漬出來的蘿蔔葉很可口，酸中帶著芳醇。切成細片，再澆一些醬油及酒，就成爲一道下稀飯的好菜餚。

鹽漬——把蘿蔔斜切成薄片，再切成小絲。蘿蔔葉用滾開水燙過，去掉水分，切成細片，把蘿蔔絲與蘿蔔葉混合在一起，加入三～四%的食用鹽，並且在上面壓一塊重石。待有了酸味，葉色轉爲萎黃之後，即可食用。風味還不錯。換句話說，只要經過一晝夜之後，就可以食用。

炒食——把蘿蔔葉切細，瀝乾所含的水分，再用油炒。接著，放入一些味精、砂糖，以及醬油。不僅可用來下飯，也可用來下酒！

蕪菁葉的利用法

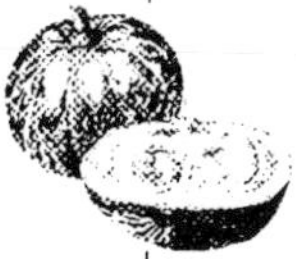

醃漬——在滾熱的開水裡面燙一下，切成細絲，加入二～三%的食用鹽，放置一段時間。再把海帶、薑切片，放置於蕪菁葉裡醃漬，即可變成很可口的

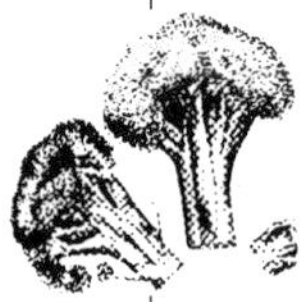

一道醬菜。

泡煮——把蕪菁葉燙一下，去掉水分，切成三～四公分的小片，淋上薄味的滷汁，即可變成一道泡菜。

菜飯——把蕪菁葉放在滾鹽水裡燙熟，瀝掉多餘的水分，再切成細片。接著，以食用鹽和酒調味，然後，用來攪拌煮好的白米飯。利用蘿蔔葉做也可以。

如何用芹菜葉

當成香料使用——不用的芹菜葉不妨曬乾，逢到烹煮菜湯時，可以跟其他的香味蔬菜一起放入。

炒——可以把芹菜葉放在滾熱的開水裡燙一下，以便除掉多餘的澀味。然後，用油炒，放入少許味精、醬油、酒，以及砂糖等調味。

為不喜歡吃蔬菜的人烹煮蔬菜

不善烹調也是造成不喜歡吃蔬菜的原因

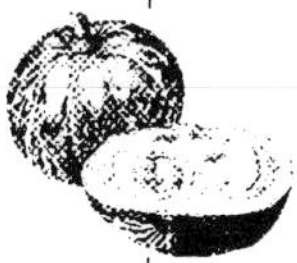

無論是站在味覺或營養的立場來說，最理想的菜餚形狀是各種的蔬菜跟素肉、素魚的配合恰當。在這種調和良好的形狀之下，蔬菜使人倍覺可口，吃過之後，不僅使人感覺到心滿意足，同時也能夠變成滋補身體的營養分。

所以說，那些不喜歡吃蔬菜的人，不但無法品嚐到蔬菜的風味，甚至不能品嚐到素肉等的眞正風味。

隨著年齡的不同，嗜好也會跟著或多或少改變。例如：甜辣的菜餚一向被人當成下飯的菜餚，但是卻不受年輕人歡迎。然而，隨著年齡的增長，就會不知不覺的喜歡這種味道。

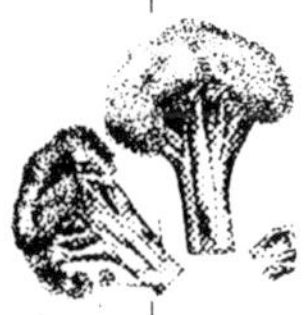

所以說，碰到那些不喜歡吃蔬菜的人，或者孩子，也用不著強逼著他們吃。不妨冷靜下來，研究一下他們所以不喜歡吃的原因。例如，是不是烹調得不好？吃法不對？或者蔬菜的澀味太強？或者有其他的味道等等。在很多場合之下，這是孩子們不喜歡吃蔬菜的堂皇理由呢！

孩子們既然不喜歡吃蔬菜，那麼，必須處處講究烹調的方法。這麼一來，就不難克服這種難關。以下，就是藉烹調使蔬菜變成可口的方法。

只要燉熬就不會難吃

所謂燉熬的蔬菜，並不限於甜、辣兩種的配合法。像大塊的馬鈴薯、紅蘿蔔、高麗菜、素火腿所熬出來的大鍋菜，不僅看起來醒目，味道也頗不賴，就連平時不喜歡吃蔬菜的人也會頻頻的舉筷子，品嚐這種鮮美的大鍋菜。

本來，這種菜餚是很受人歡迎的，然而，近些年來也逐漸的不受青睞了，這或許是生活水準提高所使然吧！

如果你能夠稍微改變一下烹調方法的話，則一定會受到每一個人的歡迎。

【煮法】

放一些辣椒片共煮。這樣就可以消除蔬菜特有的土腥味，使風味轉佳。而且，與蔬菜同煮的肉不要限定於一種，最好使用兩、三種素肉、素滷肉、素火腿等，如此就會變得格外可口。

【吃法】

對於這一道菜餚，歐美人都使用叉子把蔬菜弄碎，然後用奶油塗抹在上面吃。這是值得仿傚的一種吃法。因爲如此一來，蔬菜的缺點及土腥味都感覺不出來，還能夠享受到兩種食物的美味。所以把蔬菜弄碎，理由就在此。

不少有關烹調的手册都說，不要把馬鈴薯放入菜湯裡共煮。這並沒有特別的理由，只是怕馬鈴薯把清湯弄渾濁而已。如果是宴客的話，不妨如此做。假

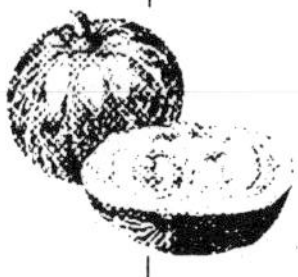

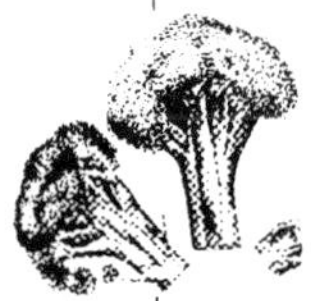

如是自己要吃的話，不必在乎湯是否會變渾濁，只要風味好就行了。

就連不喜歡蔬菜的人也喜歡吃火鍋

什麼石頭火鍋啦、白菜火鍋啦等等，都是冬天最受歡迎的。一家人圍繞著火鍋，吃熱烘烘的菜餚，驅盡寒氣，其樂也融融。

所有的人都大量的食用蔬菜，那些不喜歡吃蔬菜的人也就無從挑剔了。不相信的話，請看火鍋旁那一大堆蔬菜吧！只消幾分鐘就可以見底了。

另外一種對付不喜歡吃蔬菜者的方法是：在火鍋裡面加入素肉、素魚，以及應季的蔬菜。如果喜歡吃酸味的話，不妨滴入一些蘋果醋，或者加入少許的香辛料，如此就不難增進其口味。

講究蘸汁的鐵板燒

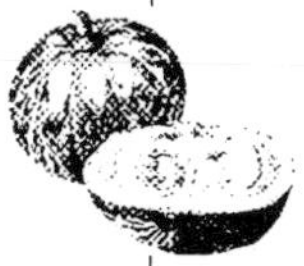

所謂的鐵板燒，是指在燒過素肉之後，用素肉的油脂炒菜，趁熱進食。只要稍微講究一下蘸汁，就不難使那些肉食主義者吃下很多的蔬菜。

例如在辣醬之中加入一些薑片、紅辣椒，或者蘋果泥等，都能夠增進食欲。或者在醬油裡面滴入少許檸檬汁、蘿蔔泥等，都能夠消除油腥味，樹立一種特別的風味。

改變沙拉的調理法

通常不喜歡吃蔬菜的人，當然也不會喜歡沙拉。在這種情形之下，不妨停止使用法國材料與食鹽的配合，改以醬油調味，或者在原本的淋汁之外，再添加少許的蕃茄醬。如此一來，他們一定會食指大動的。

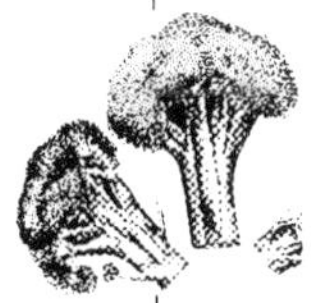

孩子們所喜歡吃的蔬菜烹調法

孩子們的味覺

有人說，孩子的味覺比成年人單純，事實上，剛剛相反，我們應該說，孩子的味覺比較敏銳。他們比較喜歡自然的風味，而不怎麼喜歡耗費很多時間以各種技巧堆積成的菜餚。

我的外甥與姪女亦復如此。當我們毫無所覺的吃著稍微走味的食品時，他們總會敏感萬分地說：「這種食物有怪味！」當我們吃著咖哩飯大快朵頤時，他們卻會不悅地說：「今天的咖哩飯難吃透啦！」

同時，他們比較喜歡自家熬成的雞湯，而不喜歡添加化學調味料的肉湯之類。

孩子們通常不喜歡吃紅蘿蔔，以及蔥

相信有許多讀者一定在報紙、書籍上見過這樣的標題——「母親糾正孩子偏食的習慣」。雖然有些孩子不喜歡吃魚，但仍以不喜歡吃蔬菜的孩子佔壓倒性多數，而最多的例子爲「不吃紅蘿蔔及蔥」。如今，我特別把這些經驗提出來，以供欲糾正孩子不吃蔬菜的母親做爲參考。

喜歡吃冷品

通常，孩子們都比較喜歡吃冷品，所以說，只要把蔬菜弄成冷品的樣子，就不怕他們不吃了。例如——冷的沙拉、冷的蔬菜湯，以及果凍（以果汁與蛋白製成）、冷果汁等。

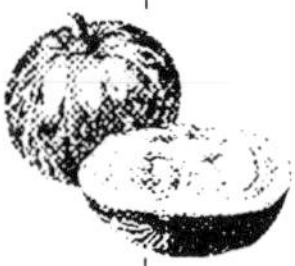

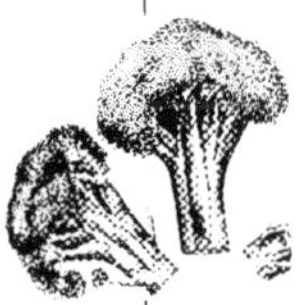

注意氣氛與盛法

只要製造和樂的氣氛，並注意食物的盛法，就不難使孩子大吃蔬菜。例如——把他們喜歡吃的臘腸跟蔬菜，用竹籤串起來，使他們無從挑剔，或者用橘子皮製成杯子，以便盛沙拉等等。

不過，不能用紅、青等顏色在食品上著色，或者用那種不能吃的花葉做裝飾品，試圖引起孩子們的注意，對於那些不喜歡吃紅蘿蔔的孩子們，不妨研究切的方法，諸如切成花形或動物的形狀等，這也是誘使他們吃蔬菜的方法。

把不喜歡的食物混入喜歡的食物裡面

不妨把孩子不喜歡吃的蔬菜切成碎片，混入牛肉漢堡、炒飯，以及麵裡面。剛開始只宜用少量，待習慣之後再逐漸的增加分量。

通心粉是孩子們所喜歡的，所以，不妨在湯汁裡面放入磨碎的紅蘿蔔，以及蔬菜。如果是通心粉沙拉或者馬鈴薯沙拉的話，則不妨雜入一些他們不喜歡吃的蔬菜。

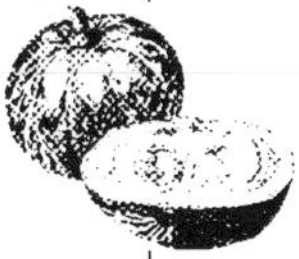

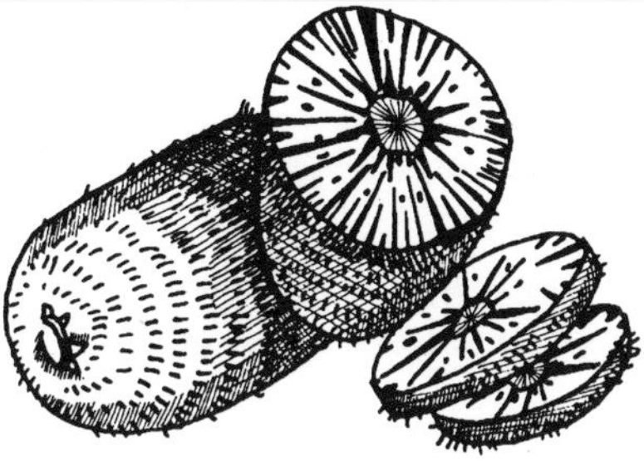

切勿變成神經質

母親太過神經質的話，孩子所討厭的食物將無形中增多。像蕃茄、黃瓜、玉米、芋頭等，不必加工，只要原封不動的交給他們，他們就會歡天喜地的吃起來。如果太堅硬的話，則可以叫他們仔細的咀嚼，如此，他們的牙齒也可轉爲強固，一舉數得。

如果孩子喜歡吃肉的話，不妨對他說：

「你必須把麵裡的蔬菜先吃完，然後才能吃肉，這樣一來，你就會長得很快，頭腦也會變靈活。」總之，勸他養成吃各種蔬菜的習慣。假如不斷的催促他：「快吃呀！」他反而會拒絕呢！

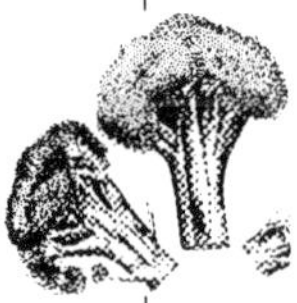

叫小朋友跟他一塊吃

有些孩子跟小朋友在一塊兒時，總會顯得特別的高興。如果在這個時候叫他吃東西，他們全部來者不拒。有時，不妨招待幾個要好的小朋友跟他一塊兒吃。這是誘使他吃菜的最好方式。

別致的沙拉吃法

一提起沙拉，大家總以爲一定要使用法國淋料，以及蛋黃醬之類。事實上，這只是歐美風格的吃法罷了。最近有不少人在吃沙拉，但是卻採取中國式，或者日本式的調配法。下面我們將介紹中國式、日本式的沙拉。

講究淋汁

首先，不妨把淋在沙拉上面的淋汁，做成中國式或者日本式。如此，則相同的蔬菜將有各異其趣的吃法。我們甚至可以說，講究淋汁的做法，將使沙拉吃起來格外鮮美。下面就是淋汁的種類，以及調味料的配合法。

(1)**酸鹹味**——以醋一，醬油一的比率製成。

(2)**酸甜味**——以醋二，醬油三，砂糖一；或以三：二：一的比率製成。

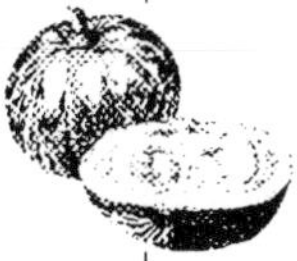

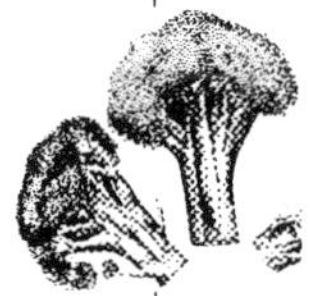

⑶中國式淋汁——以醋一，醬油一～二，以及少量的砂糖製成。

⑷芝麻醬油——（五百公克的材料）以兩大匙白芝麻，兩大匙滷汁，兩大匙醬油，三分之一小匙鹽，一·五大匙的醋製成。

⑸醋醬——（五百公克的材料）以一百公克白醬，一到兩大匙的砂糖，二分之一杯的滷汁（調味用），一個蛋黃，兩大匙半的醋製成。如果欲使用紅醬的話，則可用七十五公克的紅醬油及三大匙砂糖。

日本式沙拉

雖說是日本式，然而，蔬菜的種類不必有很大的改變。不過，爲了與淋汁配合起見，最好使用紅蘿蔔、蘿蔔、山芋，以及黃瓜等。

有時候，芹菜、南瓜等也可以派上用場。同時，可以發揮菜刀上的功夫，把紅蘿蔔等切成形形色色的花朵或者形狀，然後裝於碗盤裡面。

配合的蔬菜可用應季的青菜，或者海藻等等。如果欲稍微講究的話，可應用一些精製的素食材料。像素肉、素火腿、素腸等材料一年到頭都可利用。不僅能夠增加美味，同時也能夠添加不少色彩感。

中國式沙拉

中國式沙拉在淋汁方面，比較喜歡使用芝麻油、辣椒油，以及胡椒等，所以風味較佳，並可品嚐到熱呼呼的味道。像黃瓜、蕃茄、芹菜，以及高麗菜都可以切細，充分的加以利用，以期到達色、香、味俱佳的境地。

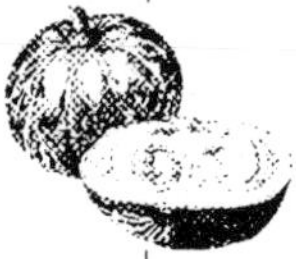

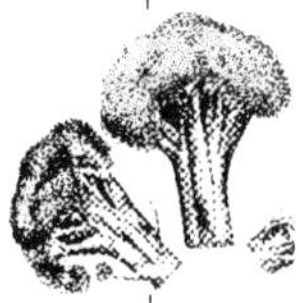

適合便秘者的菜餚

便秘的最大原因在於蔬菜的不足

大致上說來，容易便秘的人，幾乎是不吃蔬菜的。而更糟的是：就連水果，他們也不屑一顧。原因是他們有了一種錯誤的觀念，認爲蔬菜只有水分及纖維而已，根本就沒有營養價值。

老年人則往往認爲一個人上了年紀之後，最好不要吃太多含纖維質的食物，於是自然而然的就不吃蔬菜了。

如此一來，便秘症勢將來折磨你，尤其是到外地旅行，更難吃到蔬菜，便秘症也會轉爲更嚴重了。

如果你到外地旅行，住旅館或飯店時，最好補充一下蔬菜的攝取量。如果難以辨到的話，則不妨在早上喝一杯加有檸檬汁的牛奶，就可以防止便秘。

能夠防止便秘的蔬菜及水果

以下所舉出的食品，對於防止便秘相當有效果。你不妨以海藻跟它們配合，爲自己擬定一份菜單，以防止便秘症的糾纏。

竹筍、牛蒡、地瓜、紅蘿蔔、蓮藕、高麗菜、白菜、芹菜、萵苣、蘆筍、菠菜、油菜、蒟蒻、蕃茄、茄子、豆芽菜、大豆、小豆類（綠豆、紅豆等）。

水果方面有：蘋果、柑橘類、鳳梨、西瓜、桃、無花果等。

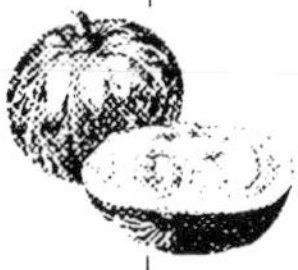

素食也能夠治療便秘

近些年來，有很多年輕人都趨向於吃素。那些崇尚吃素的家庭，往往把沙拉盤盛得滿滿的，一面笑著說：「我們眞像馬兒在吃草哩！」話雖如此，但是

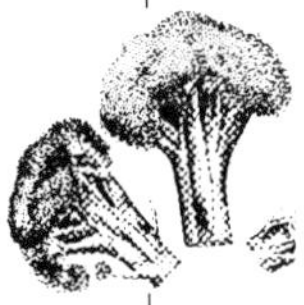

在一剎那間，就把堆積如山的蔬菜吃光了。

又有不少的家庭以應季的蔬菜塡滿了食桌，但卻採取熟食的方式。有一位九十八歲的老公公，非常喜歡吃海帶嫩芽所煮成的湯，長年的吃它，並配以南瓜、紅蘿蔔、地瓜、豆類以及植物性油脂。這一點與長壽村的伙食不約而同。

不喜歡吃蔬菜的人，最好在烹調方面下一點功夫，做成自己所喜歡的風味，多多的進食。由於素食者多吃蔬菜，極少有被便秘症折磨的人。

如果是夏季的話，不妨做一些清涼可口的生菜汁飲用。冬季的話則可採取油炸的方式。至於豆類，爲了節省時間，不妨使用壓力鍋烹煮，只要十五分鐘就足夠了。然而，砂糖不宜添加太多，如此就能夠長久保持健康了。

如何可口地吃綠色蔬菜

最容易在廚房被使用，而且在任何地方皆能夠入手者，莫過於青菜之類了。就像菠菜、油菜、青江菜、空心菜等，不僅容易烹煮，而且又含有豐富的營養素。不過話說回來，一個人極少在每天吃兩種以上的青綠色蔬菜，所以說，必須多購買一些青綠色蔬菜。

如何燙菜？

燙得恰到好處的青菜很可口，燙太久的話就會變成稀爛，燙得太匆促的話，又會顯得纖維太多而難吃，到了這種境地，即使再用心的調味，也無法使它爽口。

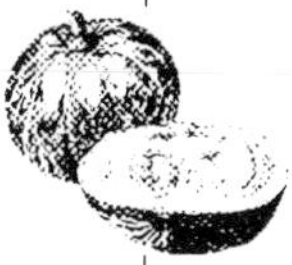

燒熱開水，不要先放鹽，先把菜葉放進去之後，再於菜葉處灑一些鹽，鹽

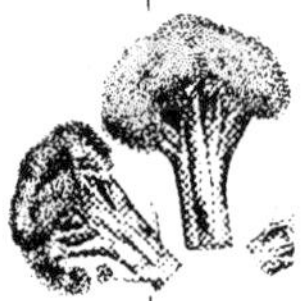

就會充分的發揮作用，如此燙出來的青菜，不但顯得青綠，也很鮮嫩。然後把燙好的青菜離水，放置於竹簍，首先用少許的滷汁與醬油稍微調味，再輕輕的絞乾。適當地切了以後，放置於碗盤裡，澆上一些淋汁，就會變成很可口的一道菜。

如果想要求變化的話，不妨放一些海藻屑，以及芝麻等。如此將增添不少香郁之氣。

如果欲使富於中國風味的話，則可以把生的油菜切成五～六公分長，以材料十五～二十%的油炒熱，油菜就會變成很柔軟、鮮綠，而毫無纖維感。可再以素火腿屑、少許的醬油等調味。

強調鮮綠色

在往日，人們喜歡把青綠色的蔬菜，或者蘿蔔葉燙嫩，然後，把它們混入白米飯裡面，製成所謂的菜飯。這麼一來，不僅能夠節約米糧，而且色彩也美麗，是利用綠色蔬菜的好方法。

菜餚的襯托作用

雖說除了青菜類之外，並不使用其他食品來襯托。事實上，用來襯托菜餚的蔬菜類還眞不少呢！像青椒、芹菜、紫蘇葉、嫩薑等等，不妨時常加以利用。在醬漬物方面有芥菜、醃蘿蔔等，不過在變成陳舊之後，味道就會一落千丈，所以最好趁著青綠色時使用。

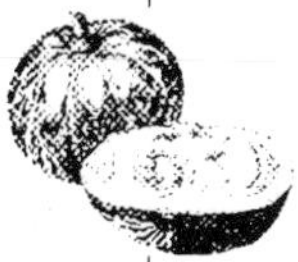

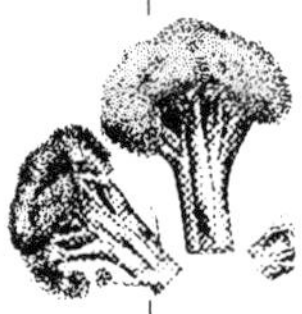

大豆製品的上乘吃法

豆腐製成的菜餚，最好保持原來的風味

大豆製品中最容易消化者，莫過於大家所熟悉的豆腐了。利用豆腐製成的菜餚不勝枚舉，計有：蒸豆腐、豆腐炒素肉、豆腐煮香菇、豆腐湯，以及素火腿蒸豆腐等等。

但是，在家庭裡烹煮豆腐的話，最好不要太過講究技巧，宜保持豆腐本來的風味。俗語說，熟悉了豆腐的風味之後，就不難體會出人生的酸甜苦辣。湯裡的豆腐差不多喪失了它原來的風味，然而炒豆腐卻能夠完整的保存它的風味。換句話說，欲使豆腐變成美味可口的話，必須具有對味覺非常敏感的舌頭，以及烹調方面的微妙技巧。

烹調美味豆腐的訣竅

豆腐湯、涼拌豆腐、滷豆腐——煮豆腐湯也有訣竅的。煮得太久固然不好，太短促也不佳。煮時必須等到豆腐搖搖晃晃的浮到湯汁上面。如此就不會太老，也不至於太嫩，可以說恰到好處。

諸如此類的豆腐湯，可以加入一些裙帶菜，或者青海藻之類。如果喜歡吃酸的話，則可以加入一些酸醬油之類。

如果是涼拌豆腐的話，將豆腐放置於盤子上面，如果喜歡辣味的話，可以澆上辣椒油。假如喜歡酸味的話，則可以淋上一些梅滷及蕃茄醬之類。

炸豆腐——炸豆腐最講求的是時間。一旦冷卻，就再也不受人歡迎了。炸豆腐時，最好別炸其他東西，因爲當你忙著看食譜炸其他東西時，炸出來的豆腐可能已經冷了。

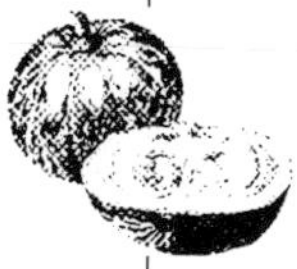

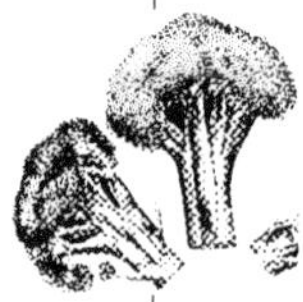

炸豆腐的內部必須柔軟，但是外表卻必須香脆。爲了配合這一道菜起見，最好準備一些薑泥（甜），或者蘿蔔泥拌食，其風味是頂呱呱的。

紅燒豆腐——把切成細絲的紅蘿蔔、香菇、木耳（約兩百公克）等用油炒，然後放入切成塊狀的豆腐。待豆腐的水氣使蔬菜柔軟化之後，即可放入調味料（酒佔全部材料的七～十％，砂糖佔五％，醬油佔一・五％），一直煮到湯汁變少爲止。最後加一兩個打好的蛋，再炒一會兒就成。

醬烤豆腐——這是把豆腐用竹籤串了起來，再用豆醬、檸檬汁等塗抹在上面烤成的豆腐。不僅可用檸檬汁，也可以用應季的各種蔬菜。如果感覺到串豆腐麻煩的話，則可以去掉豆腐的水分後，切成適度的大小，再使用平底鍋炒。

使用凍豆腐的菜餚——凍豆腐與蔬菜配合，乃是一種令人懷念的風味，甚至可以沾著麵粉油炸。

最近的凍豆腐皆採取自動製造法，不必再爲冷凍而耗費時間。如果是新製品的話，只要放置於熱水裡五～六分鐘即可變軟。可以每換一次水，絞一次，到了兩三次之後，絞汁再也不會白濁之時，就可以絞乾。這種豆腐呈海綿狀，與一般的豆腐不一樣，所以必須在湯內先調味（像放醬油、香油之類），然後把豆腐放入一塊兒煮，如此才會變成可口。

煮豆不只限於甜味

「煮豆必須耗費很多的時間」，一般家庭都以此爲理由，不怎麼喜歡煮豆。的確，欲把大豆煮軟的話，需要兩、三個小時，黑豆則需要八個小時。不過，如果使用壓力鍋的話，只要十五～三十分鐘就可以煮軟。所以不妨一次煮多一些，然後把它們冷凍起來以備用。

又如：豆類不一定要加糖煮成甜味。人們所以遵守這個例子，或許是不甜的東西很容易變質的緣故吧？這的確是豆類的一大缺點。然而，現在由於冰箱

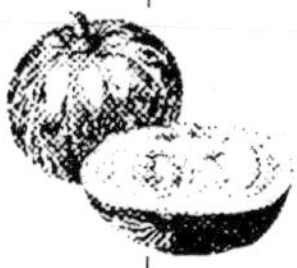

很普遍，因此，不妨把它最大限度地利用。

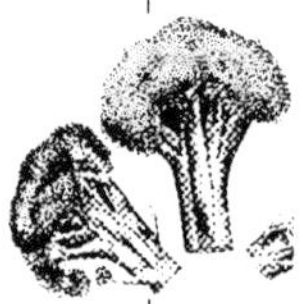

如此煮豆最好吃

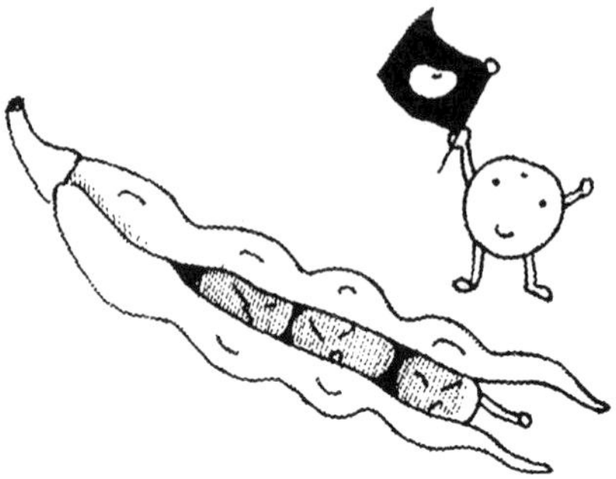

把大豆跟素火腿、素肉等一塊兒煮，如此的話，將能夠使大豆的風味格外的鮮美。除此之外，還可以使用海帶、梅子，甚至柚皮等大豆一塊煮。如此都能夠使大豆產生絕佳的風味。在調味方面，對一百六十公克（約一大杯）的大豆，可用一、兩匙醬油，一、兩匙砂糖，如此就不會太甜，也不會太鹹，味道恰到好處。

在一般的情形下，欲煮豆的話，可以

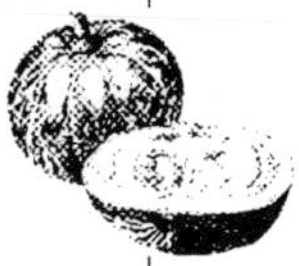

在一杯豆（約一百六十公克）裡面加入一百六十到一百九十公克（一〇〇～一二〇%）的砂糖。這樣實在太甜了。最適當的砂糖是八十到一百公克（五〇～六〇%）。

咖哩飯裡面，也可以放一些煮熟了的大豆及蠶豆之類。切薄的蘋果用沙拉油炒過之後，加上一些砂糖及煮爛的蠶豆，頗受年輕人歡迎。

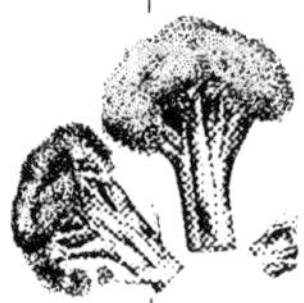

漫談下酒的菜餚

很多人偏向於動物性食品

所謂下酒的菜餚，並非指特別的菜餚。人們基於長久的經驗得知，只要能夠合酒味，即使一盤小菜也很不錯。適量的酒，能夠排除精神方面的緊張，並且可以消除疲勞，然而，多喝酒，一定會傷身體，所以，還是以淺酌淡飲爲妙。

縱使要喝酒也必須多攝取一些蛋白質食物，如此就能夠中和酒的害處。像乳酪、蛋，以及素火腿等都很適合下酒，而且它們所含的蛋白質也很豐富。不過，攝取過多的蛋白質將導致膽固醇過多，以及造成肥胖。所以，淺酌之時，也應該多吃一些蔬菜。

由於栽培技術的進步，最近的蔬菜差不多已經沒有季節感了。其實，四季各吃不同的蔬菜也是一樂，淡酌淡飲之餘，不妨也品嚐一下風味各異的蔬菜。

春季的下酒菜餚

當春天的原野長出了山芹菜，你不妨製造一些芝麻涼拌芹菜，或者泡菜等。

到了這個時候，我們也可以在山野間看到山蘇的嫩芽、土當歸的嫩葉、蕨菜等。這些山野間的野菜最好盡早的吃，因爲放置太久之後，不是澀味變成很強，就是會變得很堅硬。所以說，不宜放置過久。

最近，一年到頭都可獲得土當歸，然而，還是以春天的土當歸最好。土當歸可煮，也可以炒，或者跟竹筍一道炒。如果再放一些醬油的話，則可以用來下飯。

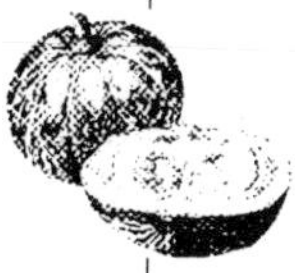

春天的香菇肥厚，味道鮮美，洗過之後，再放入薄砂糖水裡面浸泡，然後烹煮，則更能夠誘發出其自然的香醇。豌豆的話，則最好活用它的綠色，用它來陪襯蛋的黃色，或者用來煮糖豆也不錯。

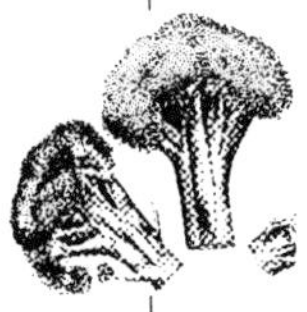

豆莢只要是鮮嫩的話，亦可用來下酒。方法有：下水燙，或者炒素品等。除此之外，像芋頭之類，也可以連皮放入滾開水中燙熟，然後，一邊剝皮一邊吃。這也是很不錯的春天下酒菜。

夏季的下酒菜餚

夏季的蔬菜，最好在燙過之後，立刻使之冷卻，然後淋上滷汁，如此看起來就會好吃多了。

新鮮的茄子最好用較多的沙拉油燜煮。這樣不但顯得水分比較多，而且也比較甘美。或者用炸的方式，或用油脂塗抹在茄子身上烤熟，沾著醬油吃。除此之外，像夏末所生產的小芋頭，燙熟之後，蘸鹽吃也很不錯。

秋季的下酒菜餚

到了最近，青紫蘇葉一年四季都可入手。很多仁兄酷愛這種香氣。到了初秋又有穗紫蘇可吃。如果用它來配素火腿的話，其滋味將更富魅力。松茸的傘部可以切成薄片，軸部分可以撕成細絲，加入蔬菜中炒煮，或混入燙熟的蔬菜中，蘸著醬油吃。此外，也可利用沙鍋裡面焙烤，然後，沾辣醬油吃。

初秋的芋頭可以挑揀比較小的那一種，放在熱滾水裡燙熟，剝了外皮之後，加入一些柚子的青皮磨成的泥。喜歡喝上兩杯的人，多數喜歡這一種下酒菜。

初秋的芋頭莖也不錯，可以用熱滾水燙熟之後，再用油脂炒炒，加入一些芝麻，佐一些白醋吃，風味挺不錯。

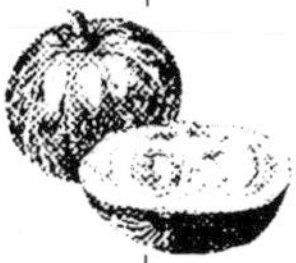

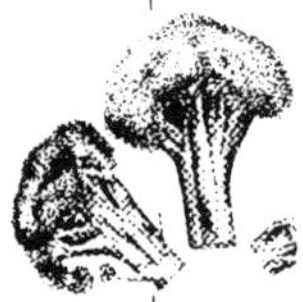

深秋最好的菜餚莫過於蘿蔔了。蘿蔔可以切成大塊，放在排骨湯裡熬煮，或者製成泡菜、蘿蔔泥等，吃法可說很多。

冬季的下酒菜餚

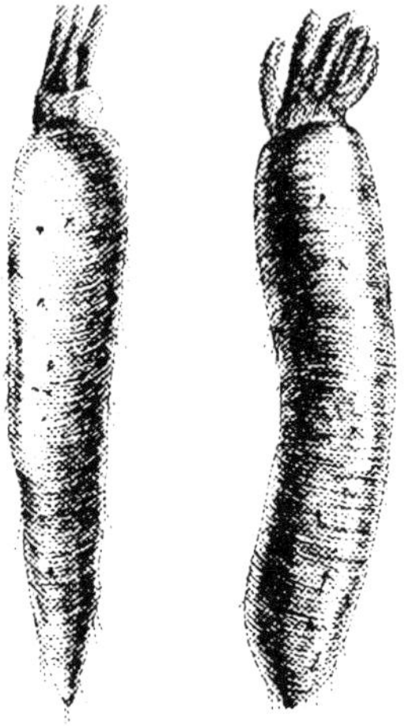

冬天的油菜最膾炙人口。無論是炒、配芝麻吃，或者用來配合素肉、素雞，其風味都不錯。慈菇蘑成泥狀，拌著業已調味的麵粉泥油炸。這種味道難以形容，頭一次吃的人也許不知道它是何物呢！

冬天是蘿蔔泥最受歡迎的季

節。像一些高蛋白質的素食精品都可以配合著蘿蔔泥吃，其味雋永而芳香。

利用日常佐飯的菜餚下酒

上述，都是季節感很豐富的下酒菜餚。提起佐飯的菜餚，或許大家會感覺到那實在太寒酸了。其實，有不少是適合下酒的。不過，下酒用的菜餚必須能夠很迅速的燒出來，否則是沒有意義的。日常的佐飯菜餚中，有不少很受酒客青睞。現在，我們就來介紹幾樣。

- 涼拌慈菇、嫩海帶、土當歸等樣素肉、素腿的菜式，無論四季都可以製作。
- 香油炒菜，不僅可使用牛蒡，亦可使用土當歸皮、蓮藕、蒟蒻、豆芽菜，以及紅蘿蔔等，或者把這五種蔬菜一塊兒炒。
- 雜味豆渣，以豆渣炒素火腿、素雞、紅蘿蔔、香菇、素蝦、素蟹等，亦

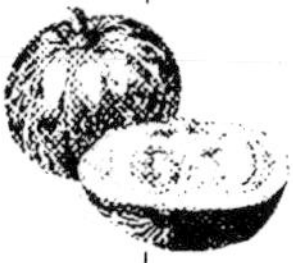

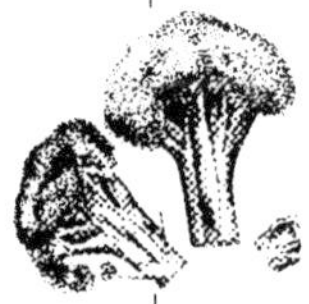

非常的受歡迎。如果再以薑調味的話，味道將更爲香醇。或者可以用蛋黃炒豆渣，以砂糖爲醋調味，甚至再加上蔬菜類也可以。

●如果是煮菜餚的話，則不妨以切成大塊的蘿蔔和油豆腐等同煮，或用羊栖菜與芋頭莖共煮，或甚至用素火腿與豆腐同煮等，方式可隨個人喜愛而改變。

●火鍋菜是寒冬的寵物，火鍋菜的原則是保持熱騰，風味必須大衆化。不妨多利用手邊的蔬菜，憑著你的技巧，做出下酒的佳餚。

根莖類蔬菜的吃法

大量的購買好根莖類蔬菜，並充分的食用

根莖類蔬菜的種類非常繁多，例如：地瓜、芋頭、山芋、蓮藕等等。而且，它們都具有獨特的風味，就是烹煮也方式也不一樣。

根莖類蔬菜不僅營養豐富，而且也比較容易保存。所以說，與其一次購買少量，不如趁著價廉之時，多購買一些上品保存，比較合乎經濟的原則。

我曾經看到不少家庭主婦，專程到超市購買價昂的馬鈴薯沙拉，這實在太浪費錢了。這種食品自己可以動手做，而且自己做出來的東西，味道總比現成品更勝一籌。

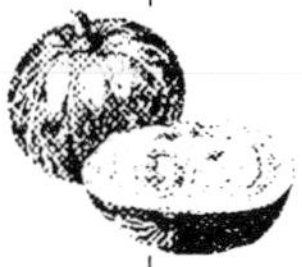

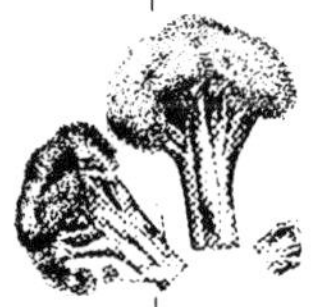

地瓜是傳統的速食品

有不少熠熠紅星很愛吃烤地瓜。其中有一位紅透半邊天的小生說：「不吃烤地瓜的話，我的演技就會大打折扣。」烤地瓜那種乾爽而香醇的風味，頗受男女老少的青睞。蒸過的地瓜添加一些食鹽、牛油，或者牛奶等，即可成爲一道挺不錯的點心。這是最大衆化的吃法。如今，我們不妨來說一些使地瓜更爲美味的吃法。

以地瓜爲材料的五種點心

素炸地瓜——據某位老饕說，地瓜最好的吃法是：以炸得極爲香酥的地瓜蘸著醋醬油吃。這的確是一道頗佳的風味。

可是，有幾種地瓜是任憑你如何去炸它們，仍然無法變成柔軟而可口的。

諸如此類的地瓜，可以先加一些砂糖和食鹽煮一下，然後才放進油鍋裡炸，如此就會變成鮮嫩可口。

歐美式的地瓜煮法——把切成薄片的地瓜重疊放進鍋裡面，加入材料（十～十五％的砂糖，○．八％的食鹽，五％的植物性黃油，再加上水熬煮。如此一來，蘋果的酸味會傳到地瓜上面，變成又甜又酸的一道點心。

把蒸過的馬鈴薯切成厚片，再用牛油煎一下，加一些砂糖，風味也挺不錯。

甜煮地瓜——把細長的地瓜切成長條，再浸水，離水之後，再用布巾拭乾，在滾熱的油中（約一百六十度）燙成薄褐色。另一方面，在另一個鐵鍋裡面放油（砂糖的一○％）、砂糖（地瓜的三○％），充分的攪拌之後，浸在前述的地瓜上面。

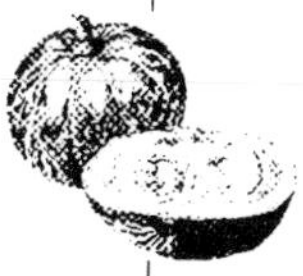

使用馬鈴薯的五種菜餚

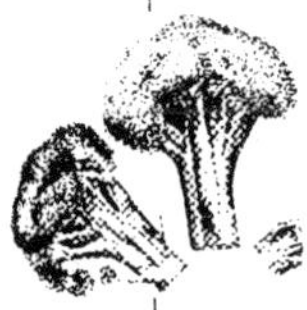

當我詢問那些學烹飪的人，最常烹煮的馬鈴薯用什麼當佐料時，他們都不約而同的答以素肉（吃葷的人爲肉類）。的確，素肉的味道與馬鈴薯非常的相配，兩者的風味混合在一起之後，將產生芳醇的味道，頗討人喜歡。而且，一種是酸性食品，一種是鹼性食品，吃了以後，就會抵消酸性所帶來的害處。

歐美式的馬鈴薯烹調法特別的多，像切法、黃油及鹽的加法等等，可說不勝枚舉。

不過，家庭所烹飪的馬鈴薯，不宜太費手腳。總之，以簡單易食較爲合適。不管是西洋菜或者日本菜，都很普遍的使用馬鈴薯，以及蔬菜之類。這正好來抵消酸性食物可能帶來的災害。所以說，吃了很多酸性食物的人，必須多補充一些蔬菜之類。

燙馬鈴薯——整個馬鈴薯放在滾熱的開水裡面燙熟，然後，沾上植物性黃油及鹽吃用。這種的自然之味，吃了一次後就難以忘懷。馬鈴薯整個煮，必須耗費四十到四十五分鐘。假如是壓力鍋的話，則只要十五分鐘就夠了。

大飯店的拿手好菜之一，就是把整個馬鈴薯烹飪得非常可口。如果家庭主婦模仿著做的話，內部往往會顯得很堅硬，叫人洩氣之至。所以說，最好把馬鈴薯切成二十到三十公克重的塊狀，再放入滾開水中燙比較適當。

據說在法國，有些飯店在客人叫菜之後，方才開始燙馬鈴薯。因爲剛燙好的馬鈴薯最爲可口，尤其是沾著黃油吃，更叫人難以忘懷其風味。

炸馬鈴薯——把馬鈴薯切片，放入滾油中炸熟。炸熟了之後放入另一個鐵鍋裡面，用素黃油攪拌，使之能夠充分的蘸到黃油，所以必須把鐵鍋搖動。在吃以前，切勿使它們離鍋，以保持熱度。

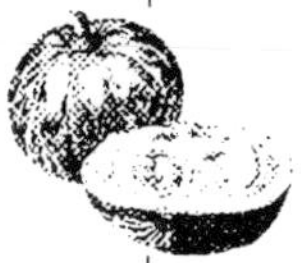

馬鈴薯泥——這是一道充滿法國風味的菜餚。剝過皮後的馬鈴薯切成二十

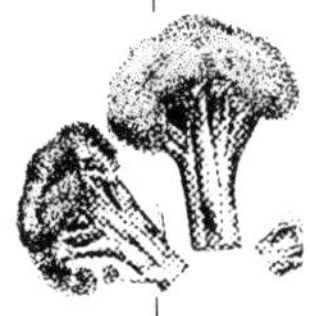

到二十五公克的大小，在滾熱的開水裡面放入〇・三％的食鹽，然後把馬鈴薯放進去燙。接著，趁熱搗成泥狀。在另外的一個鐵鍋裡面放入七～八％的素黃油，待溶化之後放入馬鈴薯，加入牛奶（馬鈴薯的二〇％），以及〇・八％的食鹽就成。

馬鈴薯沙拉最好自己製造，不要購買現成的。可加入蛋黃醬，以及素火腿末等。

使用山芋的兩種菜餚

澆山芋汁的素黃魚片——除了在素魚切片澆山芋泥之外，還可以在豆腐上面澆上山芋泥。或者在熟透的山芋上面放置一個生蛋黃，再澆上一些海藻末，也是一道很不錯的菜。

山芋泥、山芋汁——山芋汁最能夠配合麵條。吃麥飯時，最好添上一杯山芋汁，如此雖然吃得很飽，也不會導致消化不良，這是因爲山芋含有消化酵素的緣故。

燙山芋——山芋含有很多的消化酵素。由於所含的澀味相當的強，所以必須在滾熱的開水裡面燙過之後，方才能夠剝下外皮，然後以山芋二〇%的糖，一•二%的鹽，一〇%的調味酒，連同山芋在一〇〇%的水裡熬煮。

使用芋頭的菜餚

初秋時節，小粒的芋頭最爲可口。在燙過之後，剝下外皮，蘸著薄味的滷汁或酸醬油食用，堪稱味覺上的一絕。

到了這個季節，芋頭將出盡風頭，食桌上少不了它們，日常的下飯菜用得著它們，佐酒菜更是需要它們。大鍋菜裡面放入芋頭，將增添不少的風味。下面就是幾種芋頭的吃法。

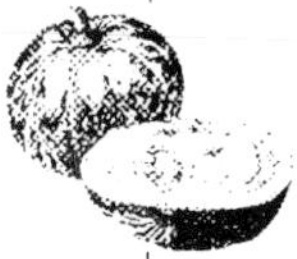

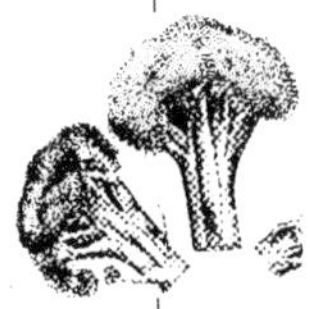

帶皮芋頭蘸鹽吃——把小粒的芋頭連皮燙熟。吃的時候，可以先拉下它的外皮，再蘸著鹽吃。這種吃法，最能夠品嚐到自然的風味，而又具有季節感。春季前往野外賞花的風雅人往往會攜帶這種燙山芋，堪稱是輕便又灑脫的吃法。

煮芋頭——芋頭最適合跟素火腿同煮。這兩種東西的風味很配合，相信有很多人會喜歡它的。如果是芋頭比較大的話，則可以加一些醬油、砂糖、調味酒等，以文火慢慢的熬煮。

烹煮芋頭時，最宜放入材料一・五～二%的鹽分，三～四%的砂糖，六～一〇%的調味酒。

中國風味的煮法——中國人喜歡把芋頭跟素肉類（吃葷的人用肉）放在一起煮。既然是採用這種煮法，那麼，砂糖只能佔全部材料的一～二%。

烹煮蔬菜必須注意的事項

所謂蔬菜的調理法，計有生吃、炒、煮、蒸、炸，以及燙等。又如蔬菜的處理法只要一度記住，就會變成習慣而終身記牢，再也不會犯錯了。下面就是幾種有關蔬菜的處理法。

蔬菜有兩種煮法

蔬菜的煮法，計有：熬、煮、單煮，以及合煮等。這些煮法各有特色，各有其獨特的風味。如果把兩種混淆的話，則可能會變成莫名其妙的一道菜。

所謂的熬也者，乃是指必須緩慢而耗時間烹煮的菜。例如：熬湯、熬芋頭等。到了芋頭快熬熟時，差不多把水分快吸乾了，就可以在鍋子裡滾來滾去。

另一種熬法是用醬油去熬食物（或者用砂糖、調味料，以及香料等），以

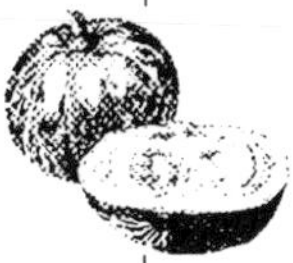

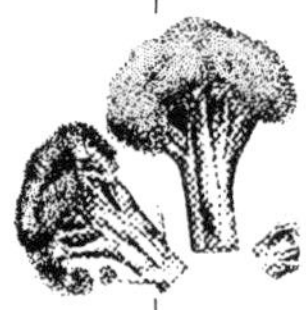

致當食物熬熟之後，已經吸盡了醬油等調味料的顏色，而變成濃褐色了。

有不少人在使用醬油熬東西時，爲了擔心食物沾染太濃的醬油顏色，所以加入了一些食鹽，而減少醬油量。如此一來，只有鹽味會分離開來，而醬油獨特的美味也將被埋沒。所以說，這是一種不足取的烹飪法。

如果是採用煮的話，則爲了引發出自然的風味起見，不妨加入少許的砂糖，以及極少量的醬油、調味用酒等，如此將有迥然不同的另一番風味。

如果是煮芋頭的話，不妨加入較多量的水，以便煮熟之後，仍有不少湯汁覆蓋在芋頭上面。爲了煮出來的蔬菜有光澤起見，不僅要少加鹽、醬油等，而且必須加入酒，或者調味用酒。這些佐料將互相的混合而產生微妙的風味。

至於所謂的大鍋菜，乃是把各種的蔬菜與素肉等放置在同一個鍋內烹煮。

蔬菜切勿浸水

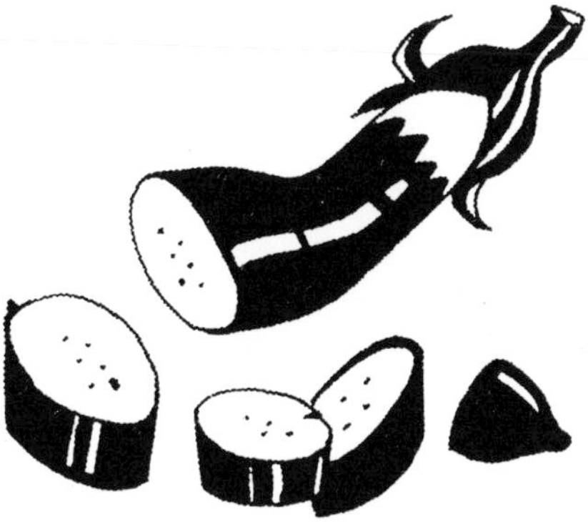

維他命C在接觸了空氣後往往會酸化，而一浸水就會溶出。在切好高麗菜、芹菜等做沙拉時，千萬別把它們浸水，也不要因爲忙碌，而把切好的蔬菜浸水備用，如此一來，只有白白的糟蹋掉維他命C。

高麗菜等在切好之後，最好用竹簍盛起來，除了不要浸水之外，也不能放置於冰箱裡面過久，如此，營養分會喪失殆盡的。

不要把牛蒡皮捨棄

在烹煮牛蒡之前，有不少人總喜歡把它的外皮除掉。其實，牛蒡的外皮是很可口的。不妨把牛蒡切成四～五公分長度，在滾熱開水裡面燙過之後，把外皮拔掉，再把外皮烹煮幾分鐘，如此就會變成非常的可口。

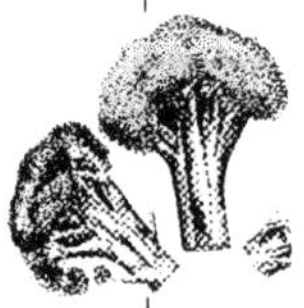

煮凍豆腐必須先做煮汁

凍豆腐呈爲海綿狀，所以不宜採用一般的烹煮方式。換句話說，不能在煮好之時才加入調味料，而必須先在煮汁裡面加入糖、調味酒，以及醬油等，然後才放入凍豆腐一塊兒煮。不過在煮好之後，由於水分的蒸發，味道會變成濃厚些。所以只能調成薄味。

香菇類的吃法

近些年來由於採取人工栽培法，所以在一年四季裡都可以吃到香菇、草菇、玉蕈等等。吃這種菇類有一套方法，那就是烹調必須簡單，才不至於損失它們原來具有的風味。

玉蕈——此種菇類，最宜用來煮湯。煮湯之時，可加入一些菠菜，並酌量加入一些調味料。

草菇——由於顏色白，形狀也不錯，所以能夠用來配合各種的蔬菜。如果欲燙的話，注意勿燙太久。

木耳——木耳可用來炒豆腐、各種蔬菜，以及用來煮湯，脆而風味佳。由於浸水之後會增大許多，所以不要一次浸太多。

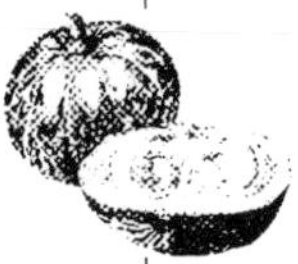

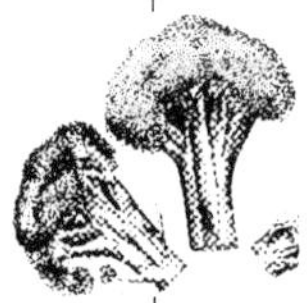

小心毒菇

除了這裡所介紹者之外，還有很多菇類是可以吃的。然而，必須確定無毒之後（例如問當地人）才可吃。有人說，菇類跟茄子一塊烹煮就安全。話雖如此，但還是不要輕易嘗試爲妙。

海藻類的吃法

海藻之中，最廣泛地被利用者，恐怕是海帶與裙帶菜了。除此之外，尚有所謂的青海苔以及淺草海苔等。這些海藻都有它們的特性，以及各種不同的利用法。它們也跟蔬菜一般含有維他命及礦物質，是故，可說是很理想的食品，不妨多多加以利用。

用途廣泛的裙帶菜

新鮮的裙帶菜比乾裙帶菜的風味要好。如果欲利用乾嫩芽的話，不要以太多的水浸，只要淹過裙帶菜就行了。裙帶菜可用來煮湯，陪襯各種的素品等等。用裙帶菜煮成的湯，不妨放入豆腐，或者應季的蔬菜。又如新筍煮海裙帶菜也非常的可口，乃是一道很鮮美的素菜。

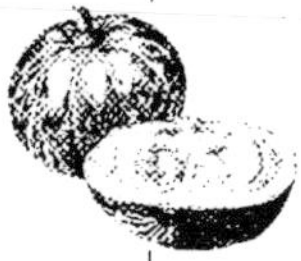

海帶

海帶與大豆共煮最好，不僅風味良好，營養價值也很高，是一道素食名菜。另外，尚可用來煮豆腐湯。

其他的海藻

羊栖菜與油脂的配合很理想。炒過之後，可用來油炸，或跟大豆一塊煮。這是一道很理想的下飯菜，既開胃又營養。就是燙一燙，蘸醬油也很好吃。

羊栖菜也可用來配酸的食物，或者用來捲酸飯等，吃法頗多。

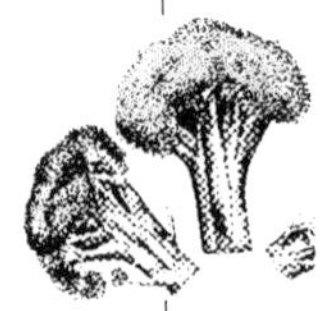

美味蔬菜汁的製法

把蔬菜及水果製成鮮汁時，由於空氣的混入，往往會引起酸化，以致破壞維他命C。雖然有這種缺點，然而在忙碌的早晨，縱然不吃水果及蔬菜，也應該喝一些蔬菜果汁，對身體有很大的益處。

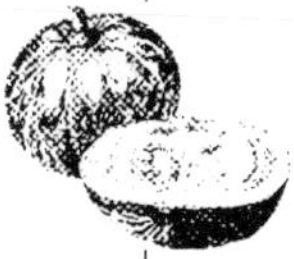

果菜汁混合比較容易喝

雖說是果菜汁，如果放置太多蔬菜的話，由於土腥味太重，根本叫人難以下嚥。所以除了蔬菜之外，尚可加入水果、養樂多，以及蜂蜜等。例如：(1)紅蘿蔔、蘋果、養樂多、糖水，(2)芹菜、高麗菜、蘋果、鹽、胡椒、蜂蜜，(3)蕃茄、紅蘿蔔、柳橙、蘋果、蜂蜜、鹽等的組合，都能夠獲得很可口的果菜汁。

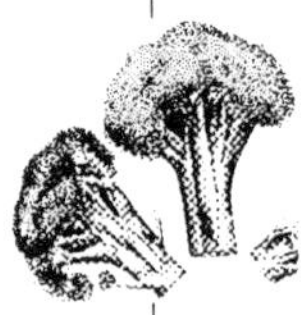

水果的吃法

帶著甜味的杏仁能夠美化皮膚。在煮芝麻湯時，亦可利用杏仁代替芝麻。這時可以加一點蜂蜜，如此效果比較好。

如果用杏仁磨成糊狀，用它來塗抹皮膚的話，皮膚將變成光潤細白，效果將比任何化妝品還好，而且，不會有任何的副作用。花生含有很多的脂肪，吃了花生，就等於吃了不少的植物油。

龍眼

龍眼生吃起來很甘甜，它的肉又稱之爲桂圓肉。乾的龍眼肉可用來製造龍眼湯與龍眼酒。所謂的龍眼湯也者，可用二十五公克的乾龍眼肉，加上一碗半的水，用弱火煮二十分鐘。不要把它看成藥湯，把它當成甜湯喝就好了。如果事事嫌麻煩的話，那就不可能維護健康的。

龍眼酒的製造方法很簡單。把一百五十公克的龍眼肉放入大碗裡面，加入三茶匙酒，再隔水蒸十五分鐘，待取出完全冷卻以後，把它浸入一・八公升的酒裡。不妨加入一點蜂蜜，以增加甜味。

把龍眼酒放入壺裡以後，放置於太陽光照射不到的地方，待一個月以後就可以飲用。

無論是龍眼湯或者是龍眼酒，都對美容方面有很大的幫助。同時，對貧血、滋補強壯、神經過敏、神經衰弱，以及失眠症也有特效。時到如今，大家都知道龍眼肉不僅具有美化肌膚的作用，同時也是一種對強壯有益的食品，也可以說是一種秘藥。

紅棗湯

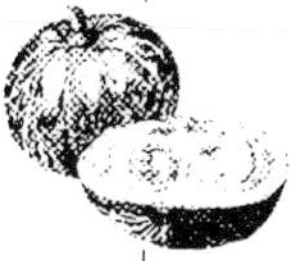

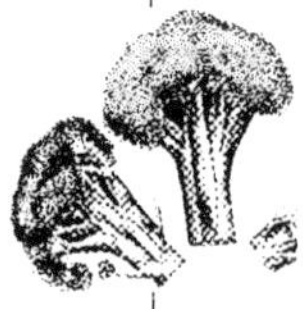

棗是一種很溫和的藥物，在藥用方面可分爲紅棗與黑棗。用糖煮成甜食，用途可說很廣泛。將三十個棗子，加上兩杯水煎到只剩下一半，在就寢前兩小時飲用，如果不是患嚴重失眠症的話，隨即就可安穩入睡了。熟睡是保持健康的第一個條件。

同時，棗對於貧血的人也有效。自古以來，紅棗就被當成夫婦好合的妙藥。至於吃法，可依照前述的方式，或者煮一百公克的紅棗，加入一些蜂蜜飲用。棗子可以連續煎兩次，因此不算很昂貴。

如果你想有好皮膚的話，植物油是不可或缺的。無論是吃芝麻、杏仁，或者是胡桃都可以。如果一點也不吃利用植物油炒的蔬菜，那就不能擁有一身好皮膚的。

據一位營養學者的報告，利用植物油炒蔬菜的話，比起用水煮的方法來，能夠吸收到將近兩倍的維他命A。另一方面，容易溶於水的維他命C，由於受到植物油的那一層膜的保護，更能夠保持原來的維他命C含量。

崔熔甜點心吃山楂肉很不錯。這是把山楂的果實浸入蜂蜜及砂糖漿中製成的，有一種甜甜酸酸的味道。山楂乾也可以在中藥房買到，是預防高血壓不可或缺的東西。

除了預防高血壓之外，山楂還有健胃助消化以及整腸的作用。

在吃過比較油膩的菜餚後，不妨吃一點泡菜。泡菜的做法方面，首先必須先做好泡汁，把它放在玻璃瓶裡面，然後再放入蔬菜，如此就算完成了比較簡單的泡菜做法。至於眞正的泡菜做法，必須使用好幾種的藥草，而且，味道的處理方面非常的困難。

在此地，我要介紹一種簡單的泡菜做法。

這種泡菜的主菜是高麗菜。洗滌乾淨後，大略用菜刀切好。爲了調配顏色起見，不妨放入切成薄片的黃瓜及紅蘿蔔。除了這些蔬菜之外，還要準備鹽、

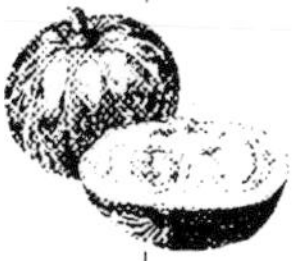

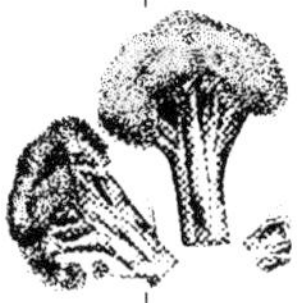

花椒的果實，以及一些酒。

首先，在一個大碗裡放入六、七分的溫開水，再放入一撮鹽。鹽不能放太多，泡菜只要一些鹹味，所以鹽巴放太多往往會招致失敗。

其次，再加入調味用的花椒果實以及酒。有人喜歡放一些肉桂皮，但是放置不恰當的話，反而會使泡菜失去涼味感。因此不熟悉的人，還是不要嘗試爲妙。

加入調味料之後，待溫開水完全涼卻，再把準備好的高麗菜、紅蘿蔔等加入。那些泡汁只要剛淹過蔬菜就行，最上面再壓以一塊石頭。

如此放置二十四小時就可以吃了。無論是夏天或者冬天，泡的時間都一樣。

綠豆湯能治好內臟發炎

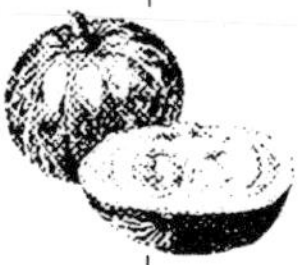

綠豆熬成的湯，對高血壓以及皮膚粗糙的人非常有效果。對於頭腦感到暈眩時亦有功效。

女人在生理期間，可以多吃綠豆以增加污血的排泄量。逢到這種情況，綠豆最能夠發揮出它的功效。相反的，紅豆卻有增血的作用，待生理期過了以後，女人必須避免吃綠豆而改吃紅豆。如此配合著身體生理的變化，分別使用綠豆及紅豆，才是正確而健康的飲食方法。

生理的變化並不只女性才有。人類在每天的生活環境中，免不了有喜、怒、哀、樂等微妙的感情在發生作用，這些都會導致肉體的變化。

發怒的狀態持續一段時間後，體內就會蓄積火氣。這裡所謂的火氣，乃是指以胃部爲始的內臟之炎症。

遇到這種情況，可以攝取寒性食物以消除火氣，以便防止「大火災」（炎症所引起的疾病）的發生。

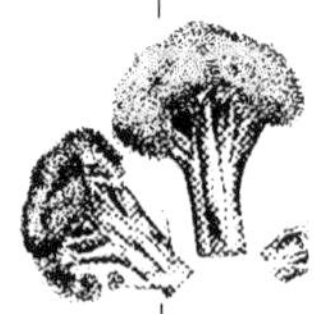

寒性的食物就是綠豆。吃了綠豆湯就能夠抑制生理的激烈變化。

體內有火氣時，吃寒性的綠豆湯、蔬菜等固然非常的合理，會使人很快的恢復健康。如果體內的火氣消除以後，仍繼續吃寒性食物的話，雖然不會有引發火氣的機會，但是，身體卻向傾向於寒性。正因爲如此，方才會有瀉肚子的現象。碰到了這種情形，最好吃熱性的食物（使用多量植物油炒過的食物），以便恢復全身的氣力。

國家圖書館出版品預行編目資料

想健康就要素／洪心瑜編著
——第一版—— 台北市：知青頻道出版；
紅螞蟻圖書發行，2008.06
面　　公分.——（健康IQ；22）
ISBN 978-986-6643-16-3 (平裝)

1.健康飲食 2.素食
411.371　　97006067

健康IQ 22
想健康就要素
編　　著／洪心瑜
美術構成／林美琪
校　　對／周英嬌、楊安妮
發 行 人／賴秀珍
榮譽總監／張錦基
總 編 輯／何南輝
出　　版／知青頻道出版有限公司
發　　行／紅螞蟻圖書有限公司
地　　址／台北市內湖區舊宗路二段121巷28號4F
網　　站／www.e-redant.com
郵撥帳號／1604621-1　紅螞蟻圖書有限公司
電　　話／(02)2795-3656（代表號）
傳　　眞／(02)2795-4100
登 記 證／局版北市業字第796號
數位閱聽／www.onlinebook.com
港澳總經銷／和平圖書有限公司
地　　址／香港柴灣嘉業街12號百樂門大廈17F
電　　話／(852)2804-6687
新馬總經銷／諾文文化事業私人有限公司
新 加 坡／TEL:(65)6462-6141　FAX:(65)6469-4043
馬來西亞／TEL:(603)9179-6333　FAX:(603)9179-6060
法律顧問／許晏賓律師
印 刷 廠／鴻運彩色印刷有限公司
出版日期／2008年 6 月　第一版第一刷

定價 220 元　港幣 73 元

ISBN 978-986-6643-16-3　　Printed in Taiwan